子どもたちを内部被ばくから守るために親が出来る30のこと

―― チェルノブイリの体験から

野呂美加

NPO法人
「チェルノブイリへのかけはし」代表

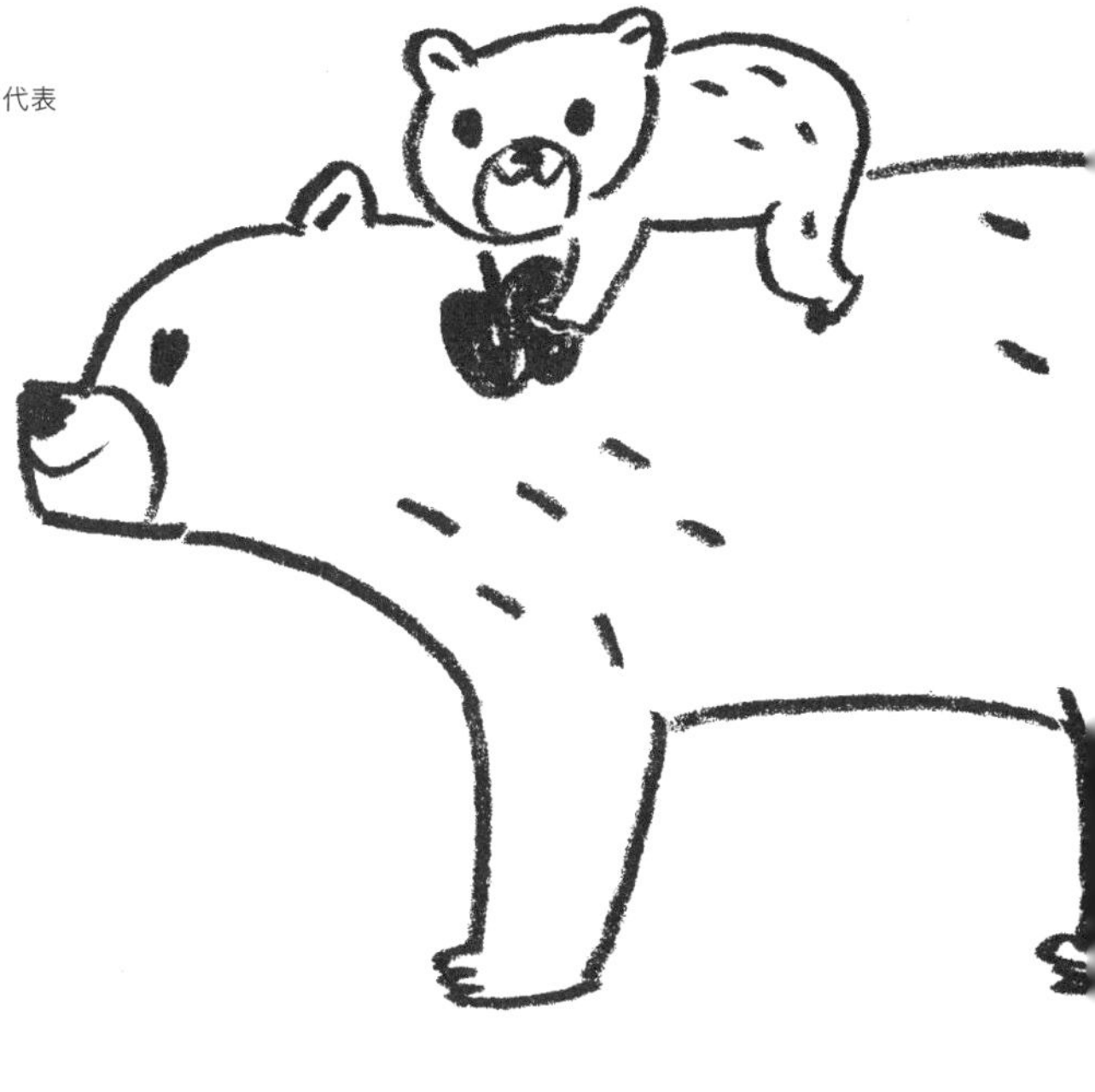

筑摩書房

目次

はじめに
原発賛成・反対
どんな立場の人も力を合わせて
まず子どもたちを救おう 06

目の前の危険から子どもたちを
守るために、まずできること30 17

何を食べればいいのか 18

1 牛乳や卵は注意が必要です

2 水道水は避ける。特に授乳中の人、粉ミルク用にもだめ

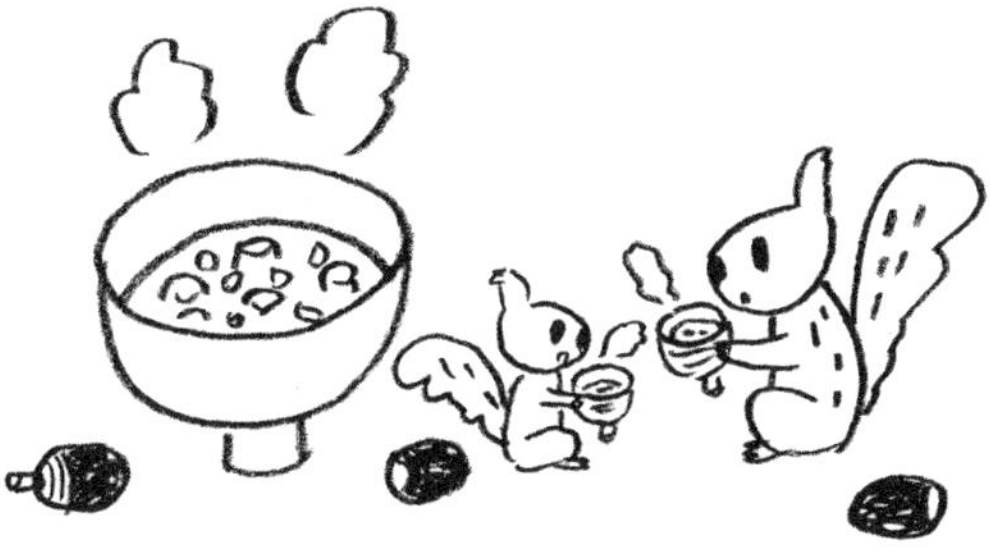

3 昆布、ワカメ、ヒジキなどの海藻をこまめに食べる

4 お腹がすいているときに、新鮮なリンゴ、桃、バナナを食べる

〔コラム1〕リンゴペクチンの作り方

5 自家製の野菜ジュース、果物ジュースを、搾ってから15〜25分以内に飲む

〔コラム2〕酵素ジュースの作り方

6 味噌汁を飲む、自家製の漬物を食べる

7 白いご飯にむぎや雑穀を加えて

8 肉や魚に注意して、野菜中心のおかずを食べる

9 カルシウム量は牛乳の10倍。ごまやヒジキを食べる

10 スナック菓子はやめる

11 加工食品の危険性は自分でメーカーに確かめる

12 外食は控える

13 腹八分、腹七分を心がけ、塩分は控える

14 揚げ物、肉類、乳製品などはなるべく少量に

15 洗う、皮を剥く、塩水に浸ける、熱を通す、煮汁を捨てる

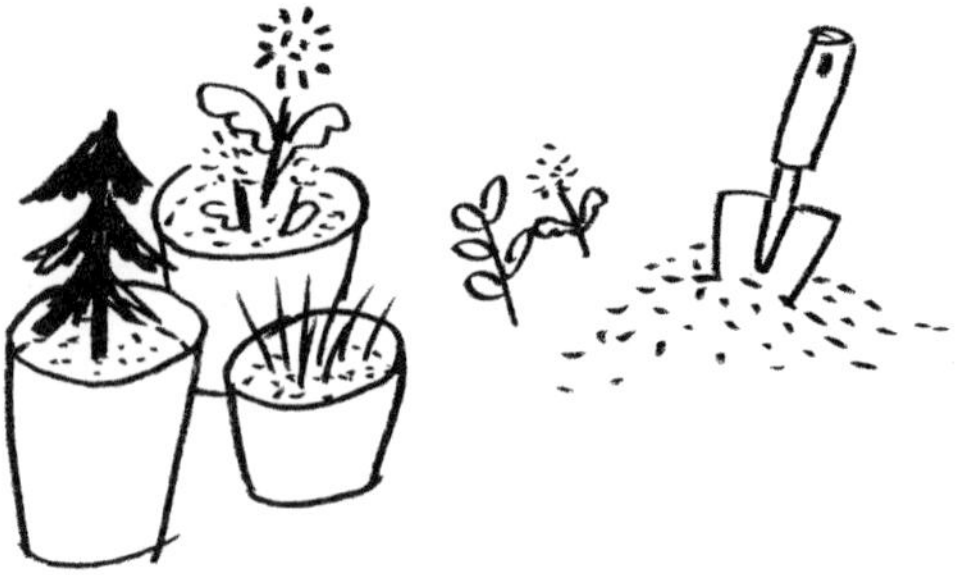

どのように生活すればいいのか　40

16　放射線量の数値、風向きはこまめにチェックする

17　ガイガーカウンターで自分で計ってみる

18　公園の植え込み、水たまり、芝生、砂場では遊ばせない

19　外出時にはマスクを使用

20　雨には濡れない

21　洗濯物は外に干さない

22　こまめに拭き掃除をする

［コラム3］　EM菌との付き合いかた

23　激しく体力を消耗させるスポーツはほどほどに

24　家庭用の堆肥は要注意

25　給食が不安なら弁当にする

26　雨ざらしのプールには子どもを入れない

27　早寝・早起きをする

28　一ヶ月の転地療養で、放射性物質は抜けていく。
心のために数日でも効果あり

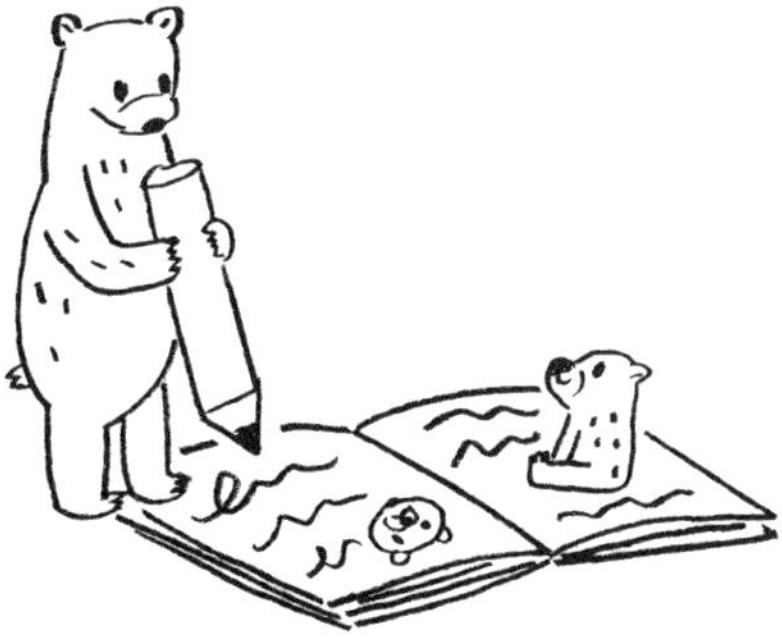

29 子どもの症状の記録をつける
［コラム4］チェルノブイリからの問診票
30 定期的に訪れるホームドクターをつくる

子どもたちが生きてゆく環境を整えるために、さらに出来ること 65

おわりに 83

はじめに

原発賛成・反対
どんな立場の人も力を合わせて
まず子どもたちを救おう

「チェルノブイリへのかけはし」は、チェルノブイリ原発事故で被災した子どもたちを日本に１ヶ月間、転地療養に招く活動を１９９２年から行って来たボランティア団体です。今年でちょうど20回目の夏休みを迎える準備をしていました。しかし、残念ながら今年から、保養活動に関しては休止せざるをえませんでした。

　１９８６年、人類史上最悪と言われたチェルノブイリ原発事故が起きました。当時、私は学生でした。大学の先生がおおげさにも、トレンチコートに傘、サングラスにマスクで登校してきているのを見て、学生たちは日本まで放射性物質が来るわけないと大笑いしていました。しかし、先生は正しかったのです。その時、すでに日本にも放射性物質が到着していたことをあとで知り、震え上がりました。

この活動を始めたきっかけは、ドイツのボランティア団体から、「1ヶ月子どもたちを放射能汚染のないところに転地療養させたい、世界中で受け入れてあげてください」、というメッセージが発信されたことです。チェルノブイリ事故から5年後ぐらいのことでした。

子どもたちは汚染された食べ物の影響で体の中に放射性物質が蓄積されていて、慢性の被ばく症状をかかえている。それが1ヶ月の転地療養で、症状をストップさせることができる。元気になると言われていたのです。それで、どうしても子どもたちを北海道で保養させてあげたいと思いました。

活動を始めたとき、私はみなさんが「ああ、それはいいことだね」と、応援してくれるだろうと思いました。ところが、「被ばくした子どもが1ヶ月で元気になるわけない」、「一度体に入った放射性物質は絶対に出ていかない」、「砂漠に水をまくようなものだ」、「お前はだまされているんだ」と非難され始めたのです。くじけそうになったとき、知人が「本当に自分の子どものためだったら1パーセントの可能性しかなくてもやるよ」って励ましてくれました。そのとおりだと思いました。誰が反対しようが、親ならば諦められるわけがない。私がチェルノブイリの子どもたちのお母さんだったら、たった1ヶ月でも子どもたちを放射能汚染のないところにつれていってほしいと思うに違いない。

じっさいやってみると、子どもたちは元気になりました。1ヶ月後に子どもたちがベラルーシに帰ったとき、元気になって背も伸びて、迎えにきたお母さんが自分の子どもだとわからないくらい変わってしまった子もいました。すごくうれしかった。でも、そんなふうに元気になった子どもたちを、また汚染された地域に帰さなければいけない。むごたらしい、恐ろしいことだとも思いました。

ある里親さんが、「野呂さん、これいつまでやるの?」と言った。いやいややっているという意味ではないのです。50歳で活動を始めた里親さんは今年で20年ですから70歳。だんだん体力に自信もなくなり不安になってきます。いつまでやってあげられるのか……。それは、「ベラルーシ政府が子どもたちに汚染された食べ物を食べさせ続けているかぎり」です。つまりこれは、人災なのです。明日、ベラルーシ政府が決意すれば、世界中が決意すれば、子どもたちに汚染されたものを食べさせないと決めて行動すれば、終わる活動です。それが延々19年間も続けられている。

これが人類の業なのか……。そして、よもや日本の子どもたちまで放射性物質に汚染されたものを食べさせられ始めるとは、思いもよりませんでした。

あのとき何が起こっていたのか
汚染地図をチェルノブイリと比較してみる

チェルノブイリ原発というのは、旧ソ連のウクライナにあり、私たちが救援活動をしているのはそこから分かれたベラルーシ共和国です。チェルノブイリはベラルーシの国境から10キロしか離れていません。事故が起こったとき、死の灰の約70パーセントは風に乗って、風下のベラルーシに降り注いだと言われています。汚染地図（次頁）を見てください。セシウムが、放射性物質が、大量に降り注いだホットスポットが、チェルノブイリから４００キロ離れた地域にもあります。ものすごく汚染の強い場所があるんです。

　こういう汚染の飛び地は、毎年のように、後から発見されてきました。調査で判明したのではなく、遠く離れたノーマークの地域の子どもたちに異常が発生して、病気やガンになって、それで調査が入る。子どもたちの体がガイガーカウンターがわりになっていました。遠くに飛んだ放射性物質は粒子が小さくて植物に吸収されやすい。それを食べた４００キロ離れた地域の子どもたちの体内放射線量のレベルがすごく高かった。

　私は今年（２０１１年）の3月27日に郡山市に行きました。そのとき放射線量を測ったら、毎時８・７８８μ（マイクロ）シーベルトという数値が出ました。福島空港を出て、郡山へ行く間じゅう、「今すぐ立ち去れ」という警報音も鳴り響いていました。

　郡山の数値には、驚いて、間違いじゃないかと何度も見直しました。ものすごい量の放射性物質が空気中に舞い、風とともに数値はくるくると変わっていました。そんな放射性物質の嵐の中を、お父さんと子どもが普通に自転車に乗り、中学生が部活動に歩いていく姿を見ました。屋内退避、マスクは絶対必要、すぐさまヨード剤を配布してあげて！　という思いはどこにも届きません。その時、「このままではみんな殺されてしまう」と、思いました。しかし、この時すでに、福島県や関東圏で鼻血を出している子どもたちがあらわれていることを私たちはま

チェルノブイリ周辺の
セシウム137汚染状況

この地図は、1990年に入手したデータをもとに、放射能汚染食品測定室が作成した「チェルノブイリ原発事故による放射能汚染地図」より作成された。

1平方キロあたり1キュリー以上を一般に汚染地区と呼び、放射線管理区域となっている。

キュリーは放射線量を示す単位で、ベクレル換算すると以下の通り。

1Ci/k㎡=1μCi/㎡=37000Bq/㎡

37Kベクレル以上/㎡
……放射線管理区域
185Kベクレル以上/㎡
……希望移住区域
555Kベクレル以上/㎡
……強制(義務的)移住区域
1480Kベクレル以上/㎡
……強制避難地域

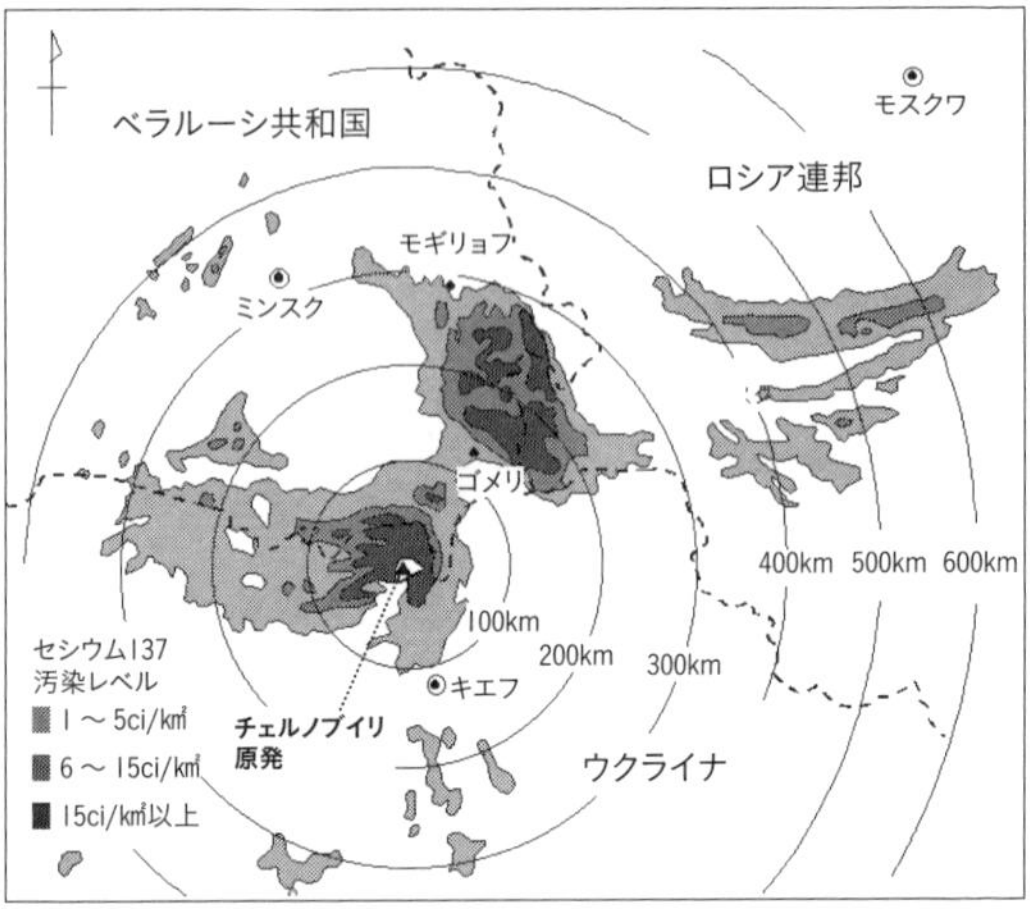

(今中哲二「チェルノブイリ事故によるセシウム汚染」より[原子力資料情報室編『チェルノブイリ10年:大惨事がもたらしたもの』1996年4月刊、所収])

放射性セシウムの土壌濃度マップ

福島県の地図の縮尺は、チェルノブイリの地図の5倍。

100Km圏の円の大きさを比べてみてください。


「ベクレル」は放射性物質がどれだけ放射線を出すかを表す単位、「シーベルト」は人がその放射線をどれだけ浴びたかを表す単位です。

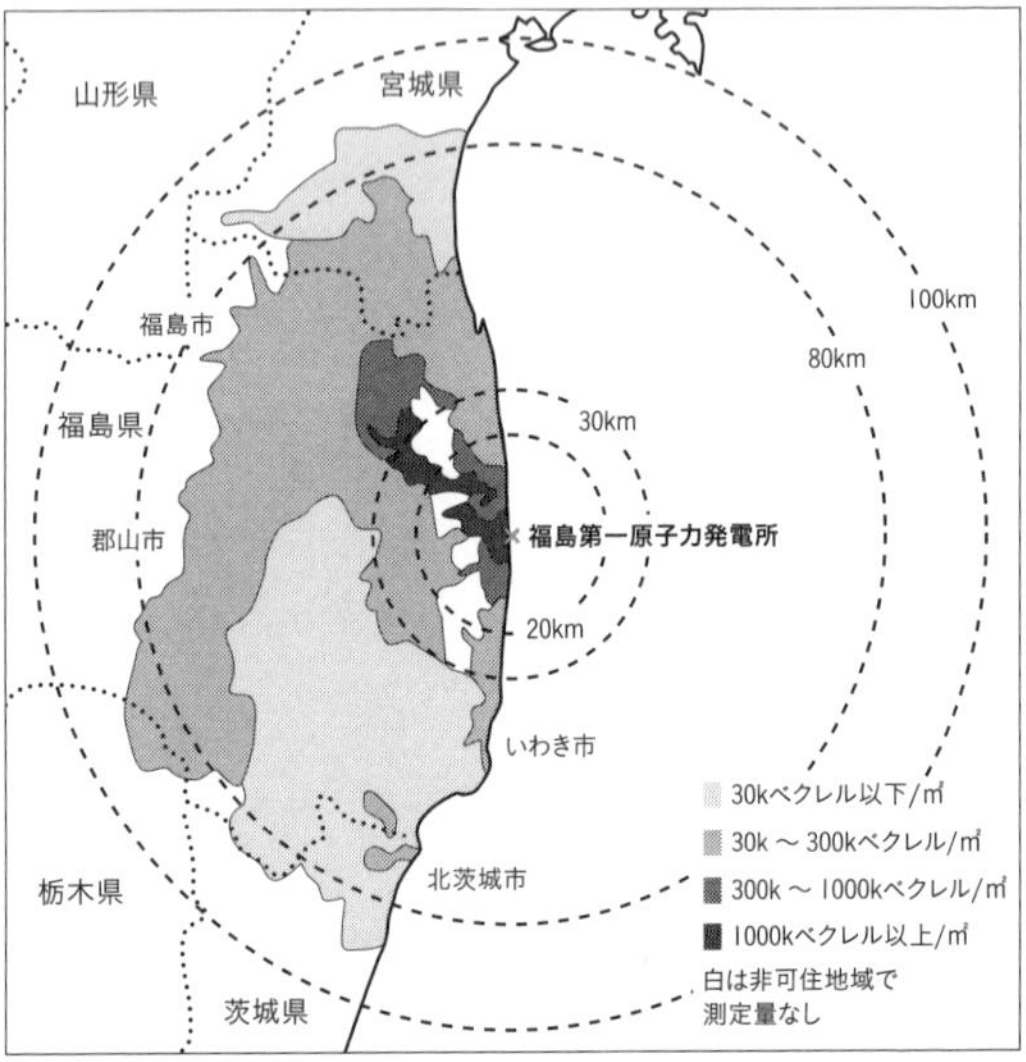

(文部科学省、2011年8月30日発表のセシウム137土壌濃度マップをもとに作成)

だ知りませんでした。

「直ちに影響を与えるレベルではない」という説明は、安全を保証するものではありません

政府は、「直ちに影響を与えるレベルではない」、と言いますが、その通りでしょう。放射能の被害は晩発性ですから。5年後、10年後、20年後、にその人が弱ったときに出てくる。しかしベラルーシでは、事故後5年を経過せずに子どもの甲状腺がんが増加し始めましたが。「直ちに影響を与える」放射線量とは、つまり死を意味している。その言葉は嘘ではないが、私たちの安全を確保しているわけでもない。そして直ちにではなくて後から影響が出てくるけど、そこについては触れていません。

汚染地域の子どもたちに何が起こったか。

チェルノブイリの慢性の被ばく症の子どもたちの症状は、一緒にホームステイしていてもわかりにくいものでした。一見、元気にも見えるけれど、疲れやすい。病院に行っても病名がつかないと思います。そのため、私たちはベラルーシのお母さんたち１００人以上に聞き取り調査をしたんです。その結果を問診票にまとめたのですが（62〜63頁参照）、ほとんどの子どもたちがたくさんの症状を複合し、「病気の花束」と現地の医師たちがよんでいることを知りま

した。あっちが痛い、こっちが痛いとたくさんの不調を抱え持っていて、精神的なストレスとかなにかあったときに、それらが悪化し始め一挙に発病してしまう。チェルノブイリエイズとも言われていました。これは、いつ誰が、発病してもおかしくないという意味なのです。

子どもたちの安全よりも大切なものがあってはいけない

内部被ばくとはなにかというと、体の中の放射性物質から放射線を受けることです。人工放射能は〝消せない火〟なのです。その、燃えているものを体内に取り入れる。体の中には遮るものがなく、直接細胞に放射線が照射され続けます。そして放射線は、ＤＮＡを傷つけます。ＤＮＡが細胞分裂するときに傷つけられると、新陳代謝の活発な子どもはたいへんなダメージを受けます。だから子どもには絶対内部被ばくさせてはいけません。汚染されたものを、どんなレベルであっても、絶対に食べさせてはいけません。

　医師や科学者がどんなに大丈夫だと言っても、チェルノブイリの母親たちは誰一人、絶対にそうは言わないでしょう。小学校のほとんどの子どもたちに健康な子がいないなんて現実が、このまま汚染されたものを食べさせていたら、数年もしないうちに起こります。そんな子どもたちを見たいですか？　私は絶対に見たくない。もうこんな世界はいやです。

事故後、食品の放射能基準値が緩められ、日本の乳幼児は、原発の排水基準（国際的取り決め）よりも緩い基準の水を飲むことが許されました。国際法で定められた原子力発電所の排水基準は、1リットルあたりヨウ素40ベクレル、セシウム90ベクレルです。対して日本の水道水の暫定基準は、大人で1リットルあたりヨウ素300ベクレル、セシウム200ベクレル、乳幼児は100ベクレル。私は怒りよりも、子どもたちの行く末を思うと涙が出てきます。食品の基準は、厚生労働省が決めた「暫定基準値」では、チェルノブイリ事故を起こしたウクライナよりも高い。

そして文部科学省は、被ばく線量の限度を国際標準の年間1ミリシーベルトから20ミリシーベルトにまで引き上げました（5月末に、子どもの被ばく量、年間1ミリシーベルト以下目標と発表）。

どうしてこんなふうに基準を緩めたのか。経済補償を先に考えているのではないでしょうか。事故を大きく見せたくない。まるで事故がなかった、以前の世界に戻れるかのように平静を装っている。子どもたちの安全より経済優先。

食品の安全基準を緩めたことで、みんなが危険にさらされている。給食が不安だからとお母さんたちが、せめて弁当を持たせることを許可してくれと校長先生に言いに行ったら却下された。「国がやっている基準値を満たしているから安全だ、給食を食べさせなさい」、と味方になってもらえないこともあります。自分の子どもたちに安全なものを食べさせようとお母さんたちは一生懸命自衛していますが、個人の努力では限界があります。食品基準を厳しくすれば、

食品の放射能基準値

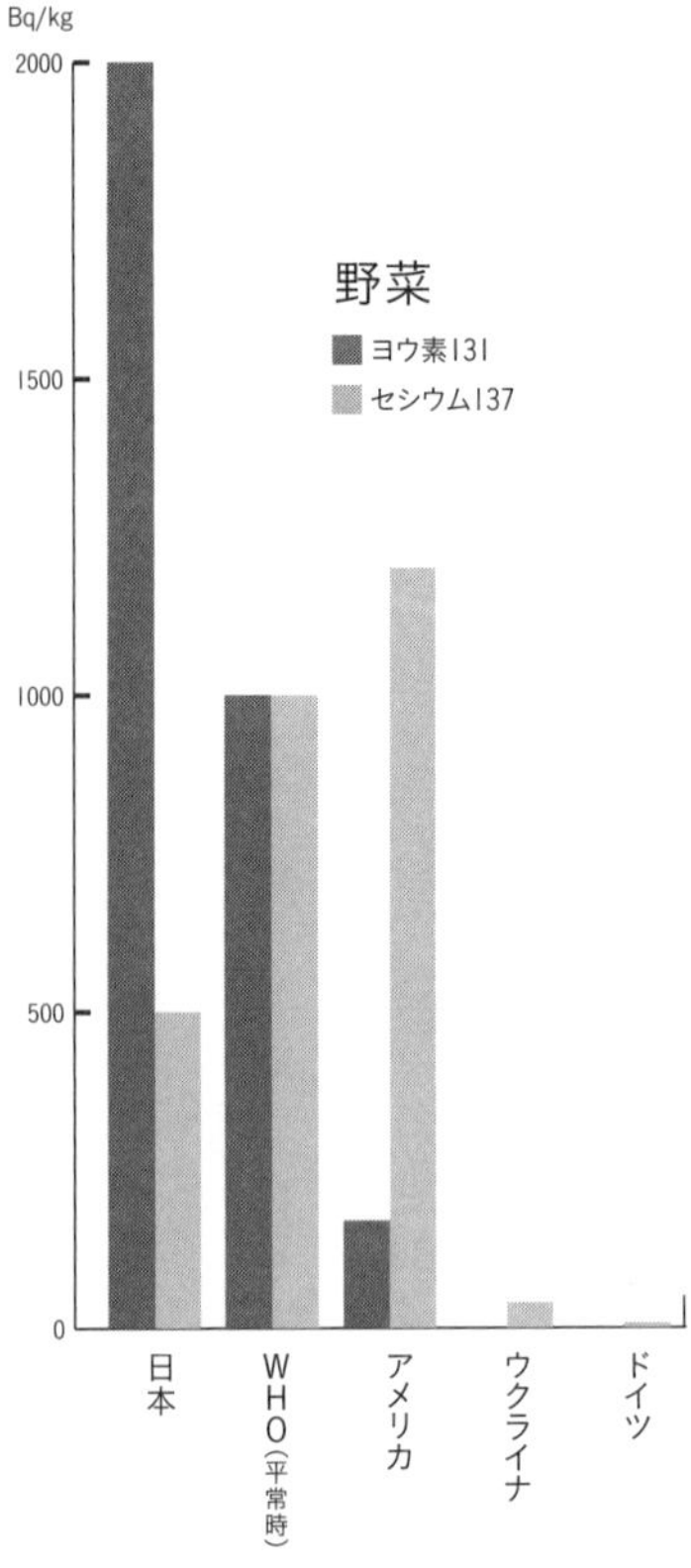

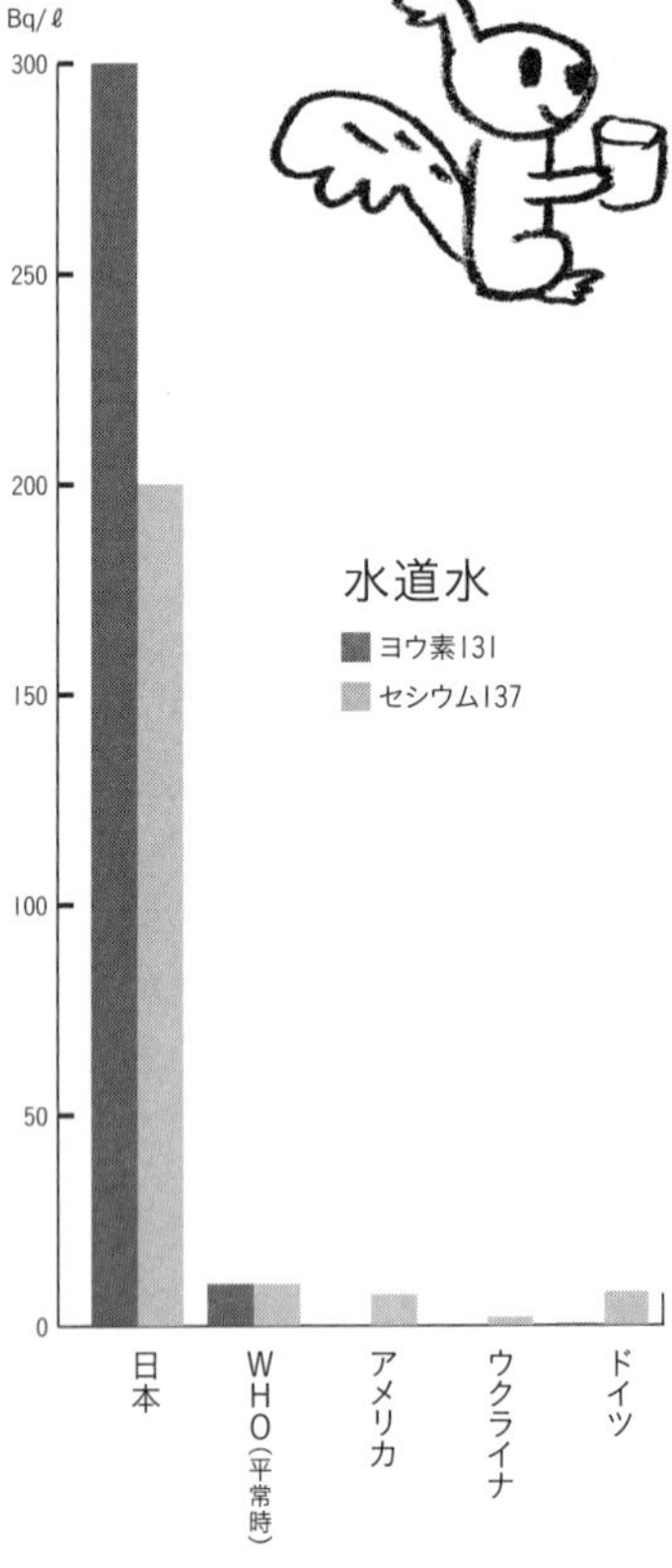

	ヨウ素131	セシウム137	
日本	2000	500	
WHO（平常時）	1000	1000	
アメリカ＊	170	1200	
ウクライナ	-	40	(ジャガイモ60)
ドイツ＊＊	-	8	(こどもは4)

	ヨウ素131	セシウム137	
日本	300	200	(乳幼児は100)
WHO（平常時）	10	10	
アメリカ＊	0.111	7.4	
ウクライナ	-	2	
ドイツ＊＊	0.5	8	(こどもは4)

＊水道水は環境保護庁の、野菜はFDAの基準　＊＊水道水はガス水道協会基準、野菜はドイツ放射能防止協会の基準

農家や漁業関係者も補償され、消費者も安全なものを食べられる。被害者同士が敵対関係にならなくてすむのです。

子どもたちを守るためにお母さんはがんばっています

とにかく子どもは親が守るしかありません。この本では、まず毎日の生活で出来ることを、具体的な項目としてあげました。できることからやってみてください。努力することで体内に蓄積される放射能値が違ってきます。いちばん大切なのは、まず、子どもたちに、大変な時代に入ったけれど、「愛しているから」ということを伝え続けることです。この心の絆を強くしておかないと、これからの時代を乗り越えていけない。お母さんの笑顔が子どもの抵抗力の大きな鍵を握っていると思います。愛していると毎日口に出して言って抱きしめてあげてください。

私がチェルノブイリの汚染地に立ったとき、国の経済は破綻し、お母さんたちが、汚染された畑を耕し家族を養い、医療もない中で子どもたちの身を案じ、気丈にも子どもを守り続けていた。その姿を見たときに、「もしも日本で原発事故が起こったら、日本のお母さんたちにこれができるだろうか」と思ったものです。

ところが、なんとまあ、日本の母たちのパワフルなこと。事故が起こって半年余。彼女たちはあっというまにネットワークを作って社会に働きかけています。赤ちゃんをおぶいながら、あやしながら携帯で連絡をとりあったり、パソコンで外国の論文を調べたり、ガイガーカウンターを持って、市町村に働きかけ……、泣き寝入りなんてしていません。ときには周囲との温度差に落ち込んでいる姿を見ると、かつて自分が「保養運動なんて効果なし」と言われて味わった四面楚歌のときのつらい気持ちが思い出されます。しかし、子どもをおぶって手をつないで階段をあがっていくしかない。チェルノブイリのお母さんたちは自由な発言ができない国の中に押し込められて、世界に発信できなかった。でも、日本の母たちなら発信していける。この地球上に起こっている核の不幸な連鎖を止めてくれると思えます。

私は、医者でも科学者でもありません。でも、この19年間ずっと、低線量内部被ばくで苦しむベラルーシの子どもたちと、子どもたちを守ろうとがんばるお母さんたちといっしょに、活動してきました。低線量内部被ばくについて因果関係を説明できることは少ないのです。でも、「1パーセントでも可能性があれば」、やれることはなんでもやってきました。今、日本のお母さんたちもそういう気持ちでいることと思います。子どもたちをどう守っていけばいいのか。この本が、それを考える一助になれば幸いです。

目の前の危険から
子どもたちを
守るために、
まずできること30

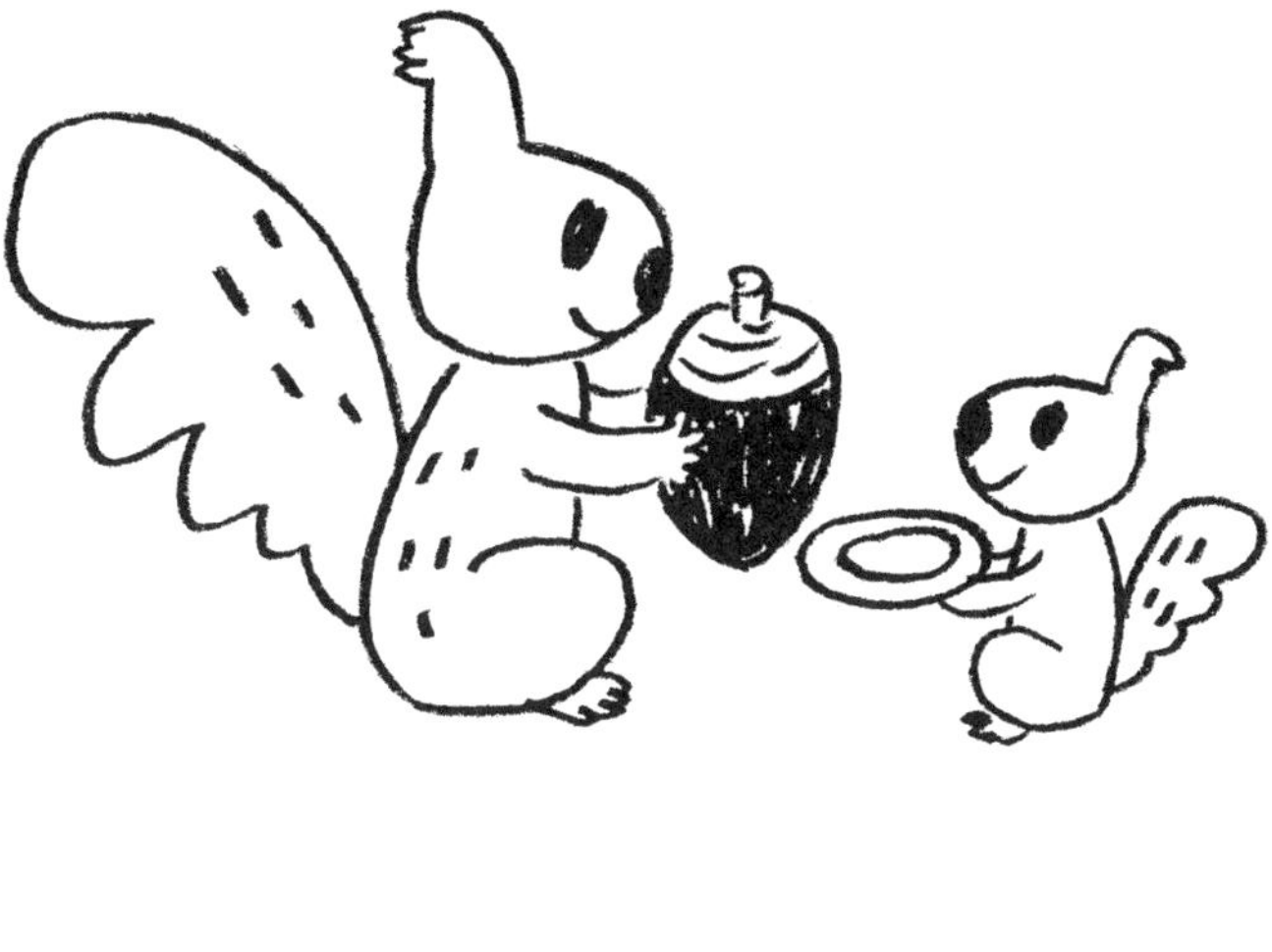

何を食べればいいのか

20年前、ベラルーシの子どもたちの
転地療養活動をし始めた頃、
「一度体の中に入った放射性物質は絶対出ていかない」
と言われていました。
でも１ヶ月の非汚染地での生活、
汚染のない新鮮なビタミンや食事の摂取によって
体内の放射線量は低下し、
子どもたちは見違えるほど元気になります。
それくらい科学は、

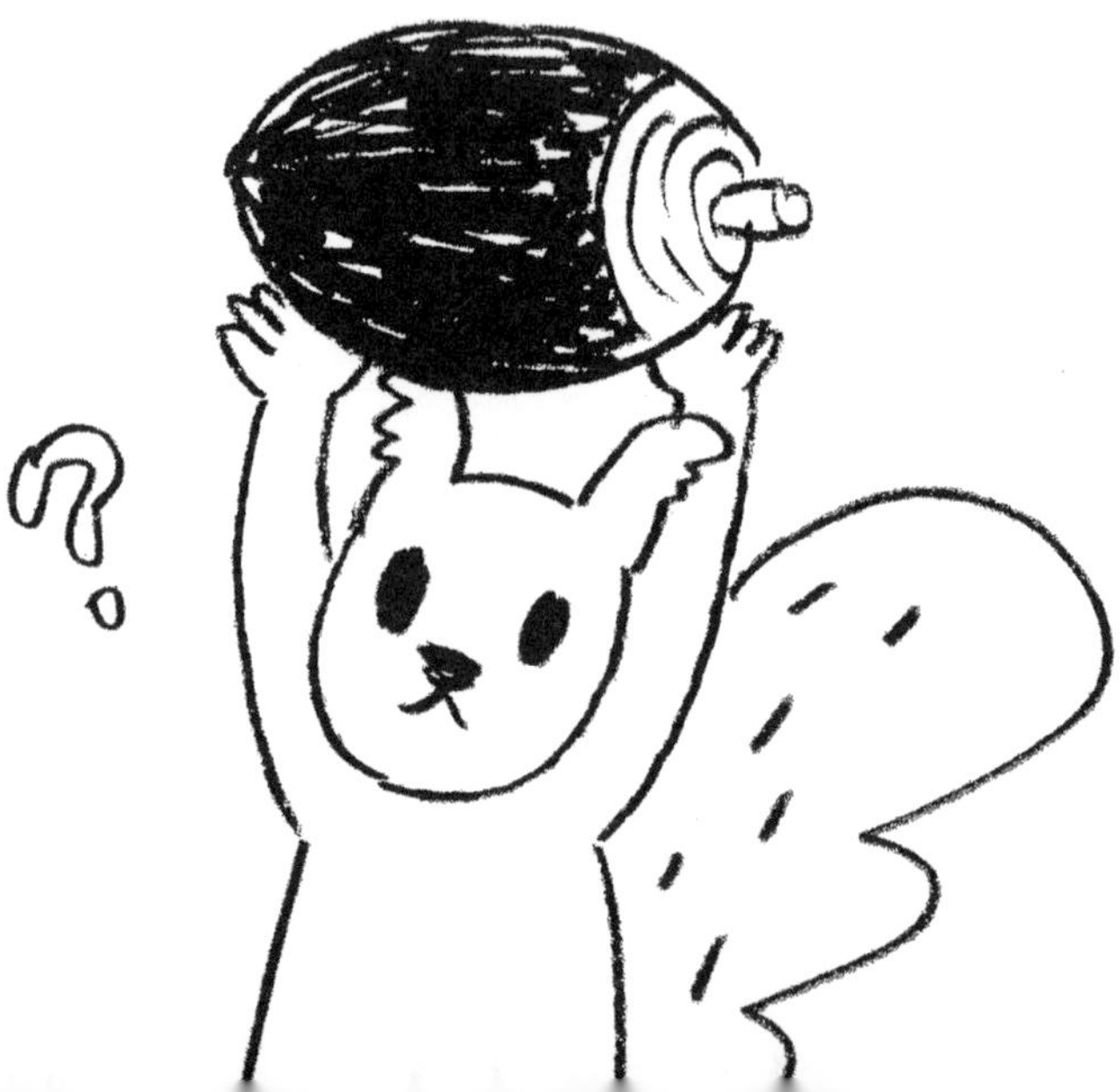

人体と放射能の関係がよく分かっていなかった。
今でも、放射能汚染に関して、
科学や医療がわからないことは多い。
なのに国は、事故のあと安全基準を緩めました。
ベラルーシで起こったような人災は、
日本では絶対に起こらないと思ったのに。
汚染地域で作物を作らせてはいけないし、
流通させてもいけません。
内部被ばくは、
低線量であってもとても危険です。
生産地や加工された経緯をチェックすることは、大前提。
理想は放射線量の厳しい検査を受けた
飲み物や食べ物を購入することです。

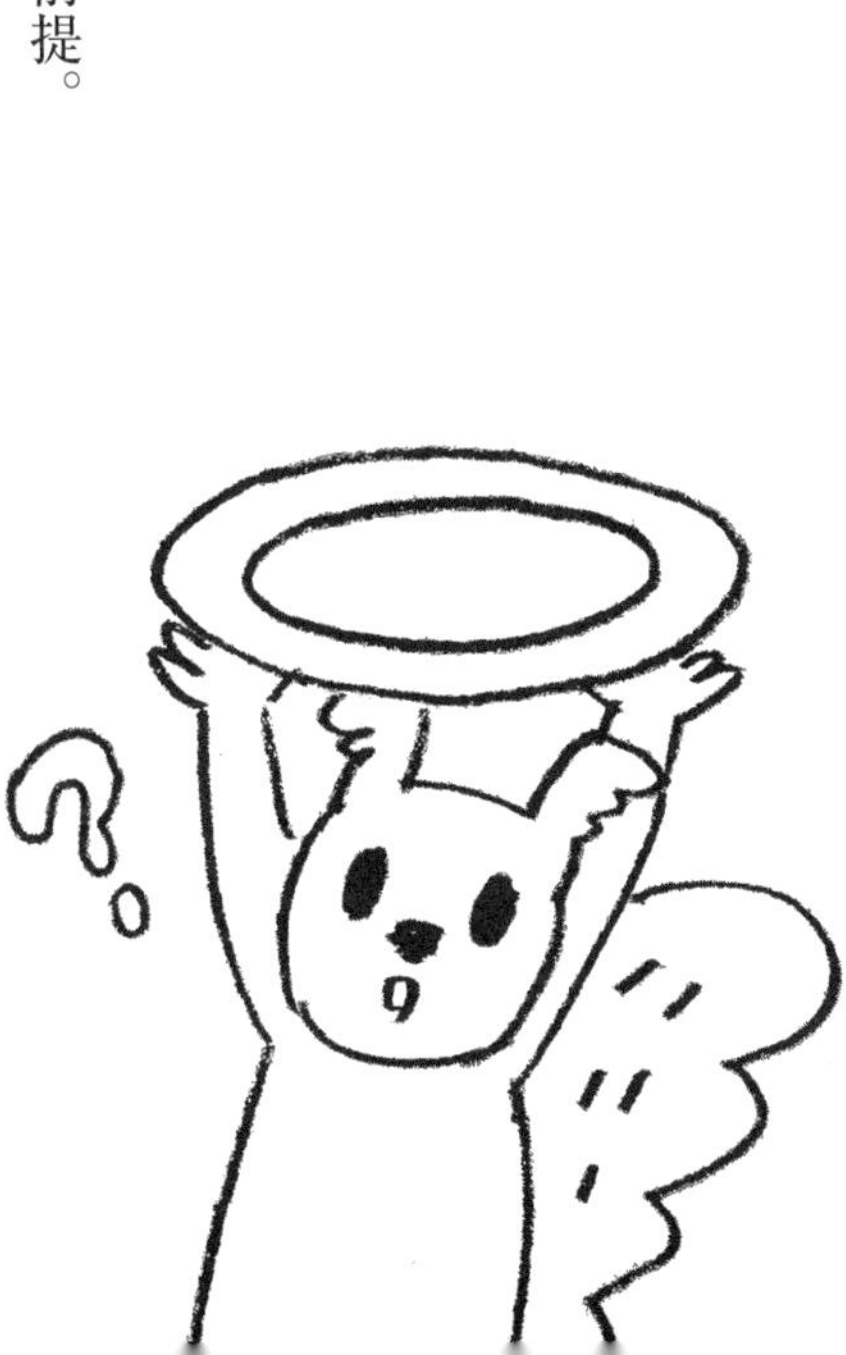

1 牛乳や卵は注意が必要です

お母さんがおなかの中の赤ちゃんにせっせと栄養を送れるように、生物はみな、次世代に栄養を最優先で届けようとプログラムされています。だから牛乳、母乳、卵、魚卵などは栄養たっぷり。そのため、放射性物質が微量であっても次世代に関わるものに、どんどん運ばれていきます。

放射性物質が食事などで体内に入ると、栄養として吸収され体内に蓄積される。放射性ヨウ素は甲状腺に、セシウムは筋肉に、ストロンチウムは骨に溜まり、そして細胞に直接、放射線を照射しつづけます。体内では、たとえ放射線の飛距離が短くても、遮るものがなく、ダメージは大きい。

お母さんたちから何度も何度も、「北海道の牛乳ならいいか」と訊かれます。しかし、大手メーカーは、汚染された地域の牛乳とブレンドしていたり、ロットごとの検査もしていません。まず、自分で電話して真摯な対応をしてくれるかどうか調べてみてください。環境に放射性物質が放出されてしまったかぎり、数年間は、雨や水、空気、エサ、畑などを放射性物質が循環します。エサの汚染も数値が上がったり下がったりします。卵も同じです。そして脱脂粉乳になって、さまざまな加工品に使用されたりもします。粉ミルク

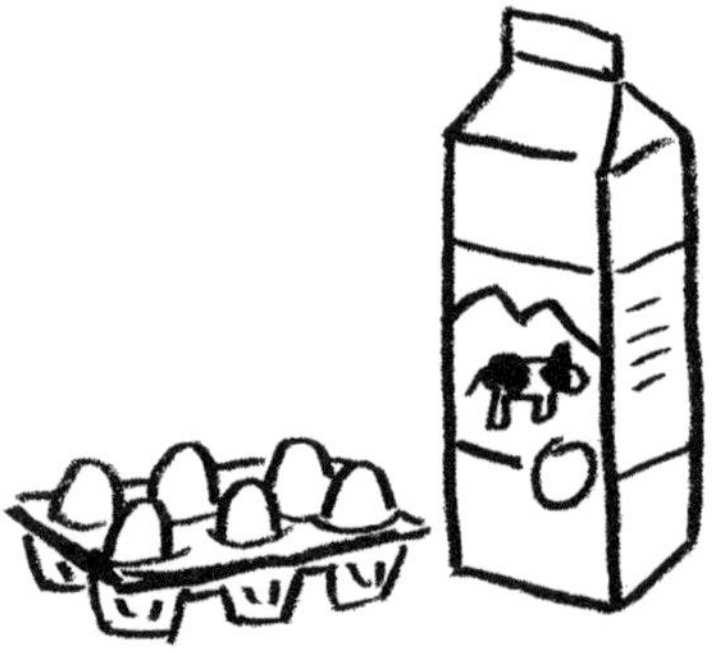

も混入がないか、飲む人のことを考えてつくっているメーカーなのかどうか、直接対話すればわかります。

日本人の多くは乳糖不耐症といって、そもそも乳製品を消化する能力は極端に低いです。栄養があっても体力が落ちていれば身体のほうが受け取れません。牛乳は牛の血液なのです。チェルノブイリでは牛たちにも白血病が現れていました。本当に牛が健康なのかどうかも、これから起こってくる問題です。

エサや産地、放射線量など徹底してチェックしている、意識の高い生産者から購入するのがいちばん安心でしょう。

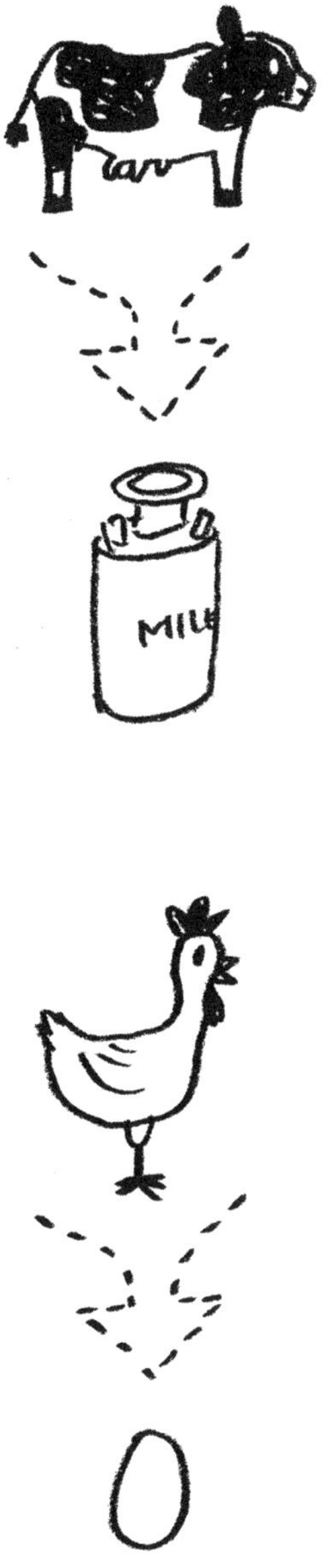

2 水道水は避ける。特に授乳中の人、粉ミルク用にもだめ

日本の水道水に対する放射性汚染物質の基準値では、ヨウ素が1リットル当たり乳幼児で100ベクレルまでなら安全だとしています。WHOは10ベクレル、ドイツは0・5ベクレル、アメリカはもっと厳しくて0・111ベクレル以下と定められています。日本とアメリカとでは、1000倍もの開きがあります。

妊婦、乳児、子どもは水道水を飲むのはやめたほうがいいです。もちろん粉ミルクを水道水で溶くのもNG。母乳で子どもを育てているお母さんも、水道水は飲まないでください（たとえ不検出だとしても、いつ数値が高くなるかわかりません）。

そもそも海水を淡水化させるために開発されたRO逆浸透膜式の浄水器は、ヨウ素やセシウムなどの放射性物質をかなり除去できますが、高額であっても偽物も多いので注意が必要です。

ミネラルウォーターも、中には水道水をボトリングしているメーカーもあるので、メーカーに確認したほうがいいと思います。西や北海道、なるべく遠くで採水したものをお勧めします。

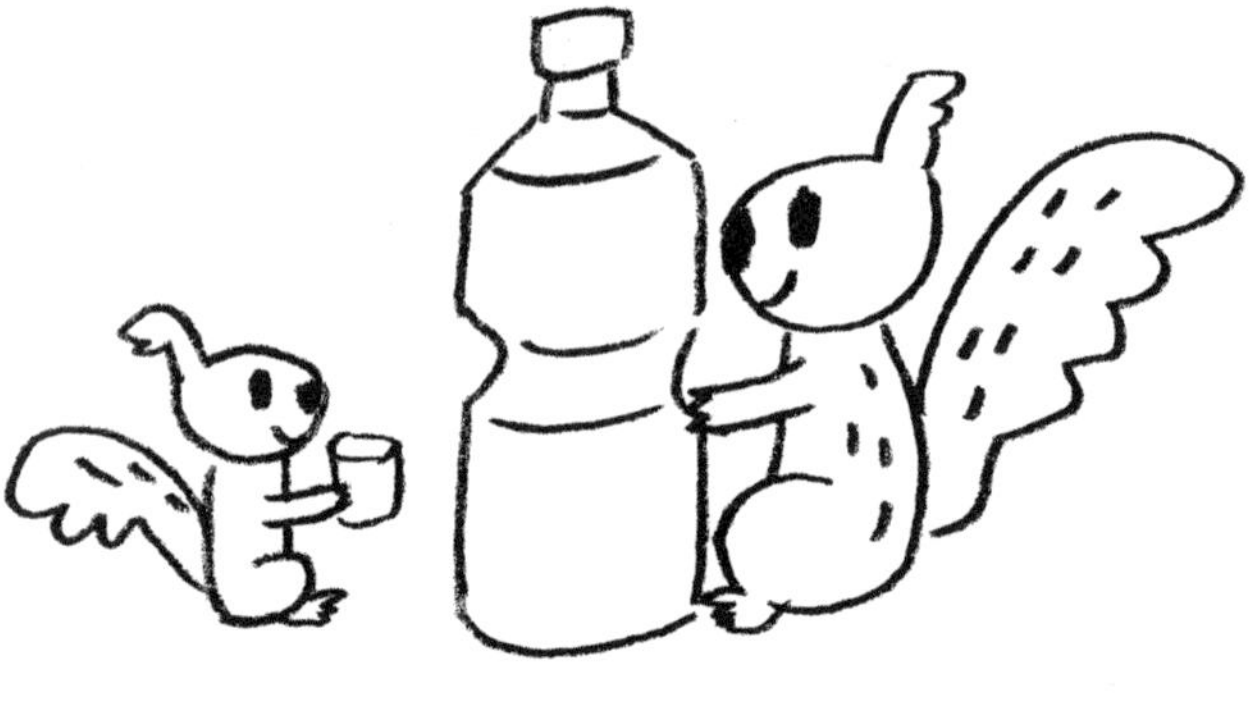

3 昆布、ワカメ、ヒジキなどの海藻をこまめに食べる

体の中で放射性物質の影響を受けやすいのが甲状腺。甲状腺は、体を発育させる重要なホルモンを出しているところです。これまで甲状腺を腫らしたチェルノブイリの子どもたちを大勢見てきました。「ヨードの風が身体にいい」と言われていて、海風に当たる日本の保養は喜ばれていました。

甲状腺ホルモンはヨウ素を原料につくられるため、甲状腺は放射性ヨウ素の攻撃を受けやすいんです。なので日ごろからヨウ素を多く含む海藻類をこまめに食べて、放射線ヨウ素が入り込めないようにすることが大事です。私たちは、チェルノブイリの汚染地にある病院からの要請で、ワカメ20キロを救援物資として持って行ったこともあります。

もう事故がおわったから、ヨウ素は半減期が短いから、間に合わないと言う人もいるけれど、いつまた放射性物質が放出されないとも限らない。毎日少しずつでいいんです。子どもたちが嫌いになるほど食べさせなくてもいい。

できれば震災前の乾燥品か、西の海で採れた品物を選んでください。ワカメの味噌汁を飲ませてあげるのは子どもたちへの最高の愛情です。

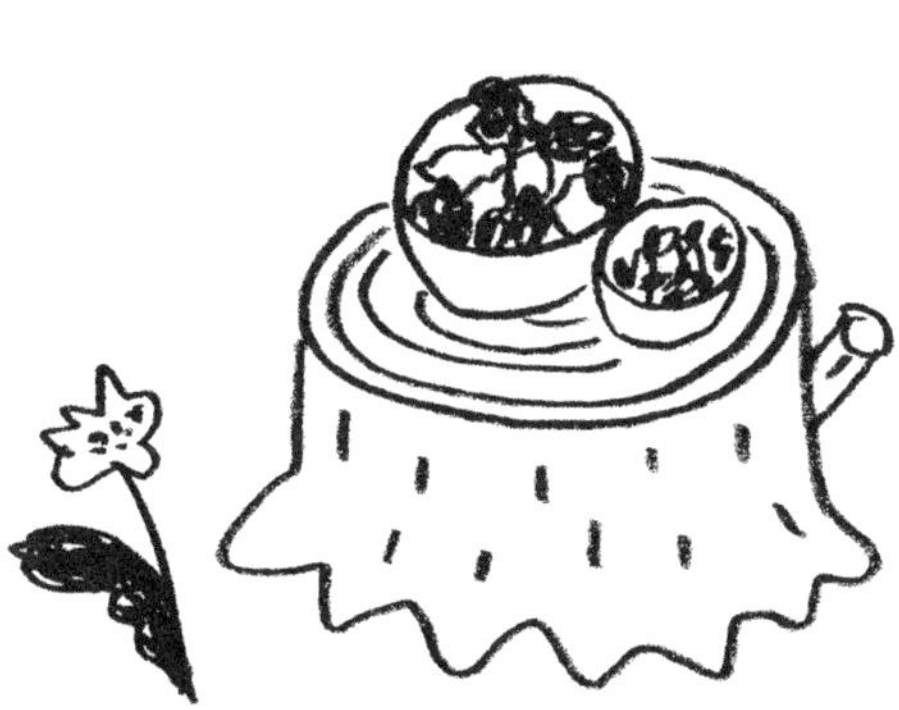

4 お腹がすいているときに、新鮮なリンゴ、桃、バナナを食べる

リンゴや桃、バナナなどのフルーツに多く含まれるペクチン。ペクチンといって、わかりやすいのはジャムのとろみ成分で、食物繊維の一種です。そしてペクチンには、胃腸にある放射性物質、とくにセシウムを吸着して排出してくれる働きがあります。ベラルーシで子どもたちにペクチン製剤を一ヶ月飲ませて、実際に排出効果が証明されています。

皮と果肉の間に多く含まれていて、生で食べてももちろんいいんですが、コラムでリンゴペクチンの作り方を紹介しましたので、作ってみてください。皮を使うので、放射性物質だけでなく、農薬などに汚染されていないリンゴを選ぶことが大事です。

そしてフルーツには酵素やビタミンも多く含まれています。放射線で傷ついたＤＮＡの修復を助けるには酵素やビタミン、アミノ酸が必要です。ぜひ、お腹がすいているときに果物だけで食べてください。バナナなら20分で分解吸収されてすぐ栄養になる。空腹時に食べると吸収されやすいんです。食後のデザートでは、他の消化酵素とまざりあって消えてしまう。南国の果物は冷やしすぎず、常温で食べましょう。

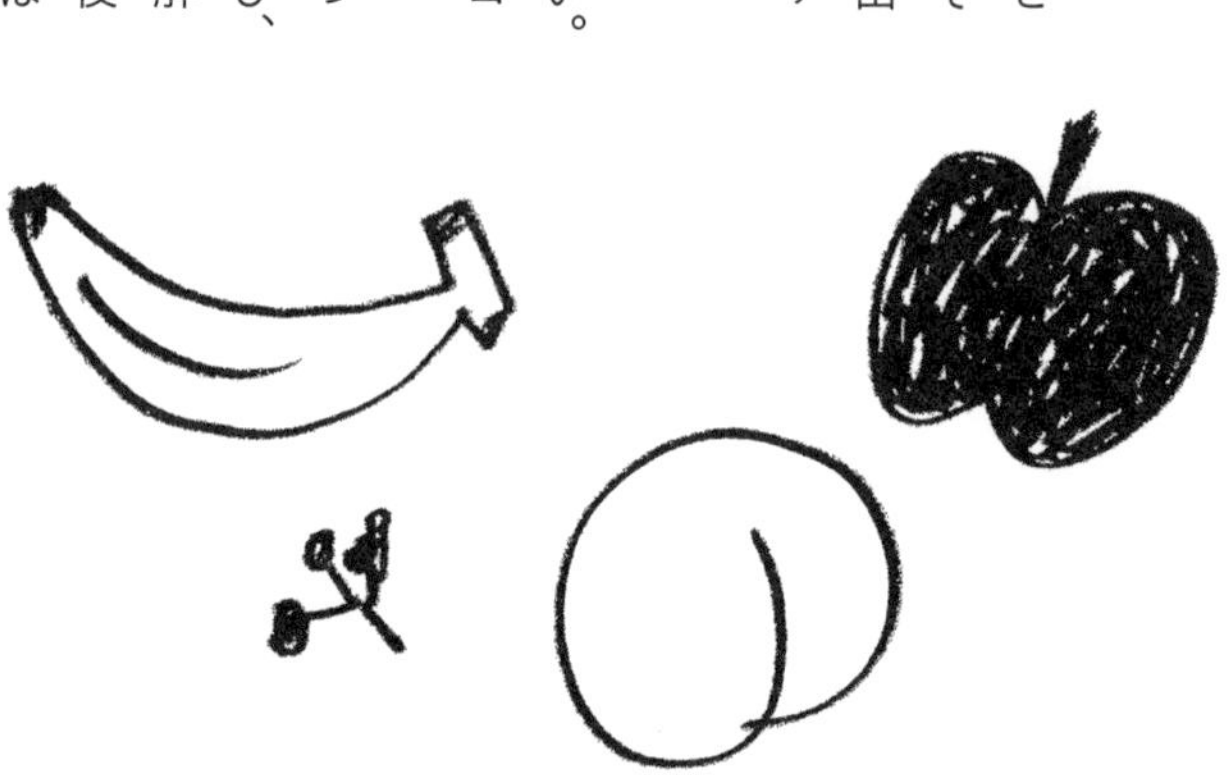

コラム 1

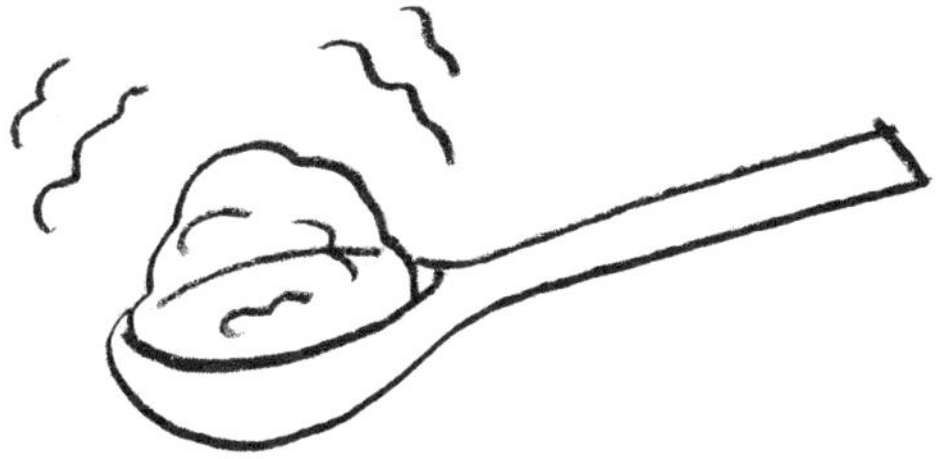

毎日ティースプーン1〜2杯を摂取

リンゴペクチンの作り方

材料（作りやすい量）
安全なリンゴ……1キログラム（6〜8個）
水……2リットル
レモン汁……100ミリリットル
（またはクエン酸5グラム）
砂糖……適量

作り方
①リンゴはよく洗い、半分か1/4割にして、薄切りにする。（皮や種は使ってもいいし、取り除いてもいい）
②切ったらすぐに鍋に入れて水を張り、レモン汁かクエン酸を加える。
③落とし蓋をして、軽い沸騰状態になる火加減で30〜45分ほど煮る。
④目の詰まった布巾を二枚重ねにして、煮汁を漉す。布巾に残ったリンゴも布巾で包んで搾るようにして煮汁をとる。強く握ると繊維質が出てペクチンゼリーが濁るので、ほどほどに。
⑤煮汁を鍋に入れ、煮汁200ミリリットルに対して砂糖200グラムをくわえて加熱する。
⑥総量が333グラムまで煮詰まったらビンに移し、そのまま冷却する。
⑦冷蔵庫で1日冷却し、なめらかなゼリーになっていたら完成。ゆるければ濃度が薄いので、濃縮して使う。逆に固かったり泡を抱き込んでいたら濃いので、希釈して使うか、量を減らして使うようにする。

※冷蔵庫で1週間程度保存可能。それ以上なら冷凍保存する。冷蔵・冷凍するときは、ポリエチレン袋の口を完全に封をして保存する。

5 自家製の野菜ジュース、果物ジュースを、搾ってから15～25分以内に飲む

体に入って内臓などに蓄積された放射性物質は、放射線をずっと出しつづけます。放射線は、細胞のDNAを切断する。とくに代謝のときにDNAが傷ついたら危ない。だから、代謝が活発な子どもに影響が大きいし、被ばくし続けた細胞が、後に重大な病気を引き起こす危険性があります。

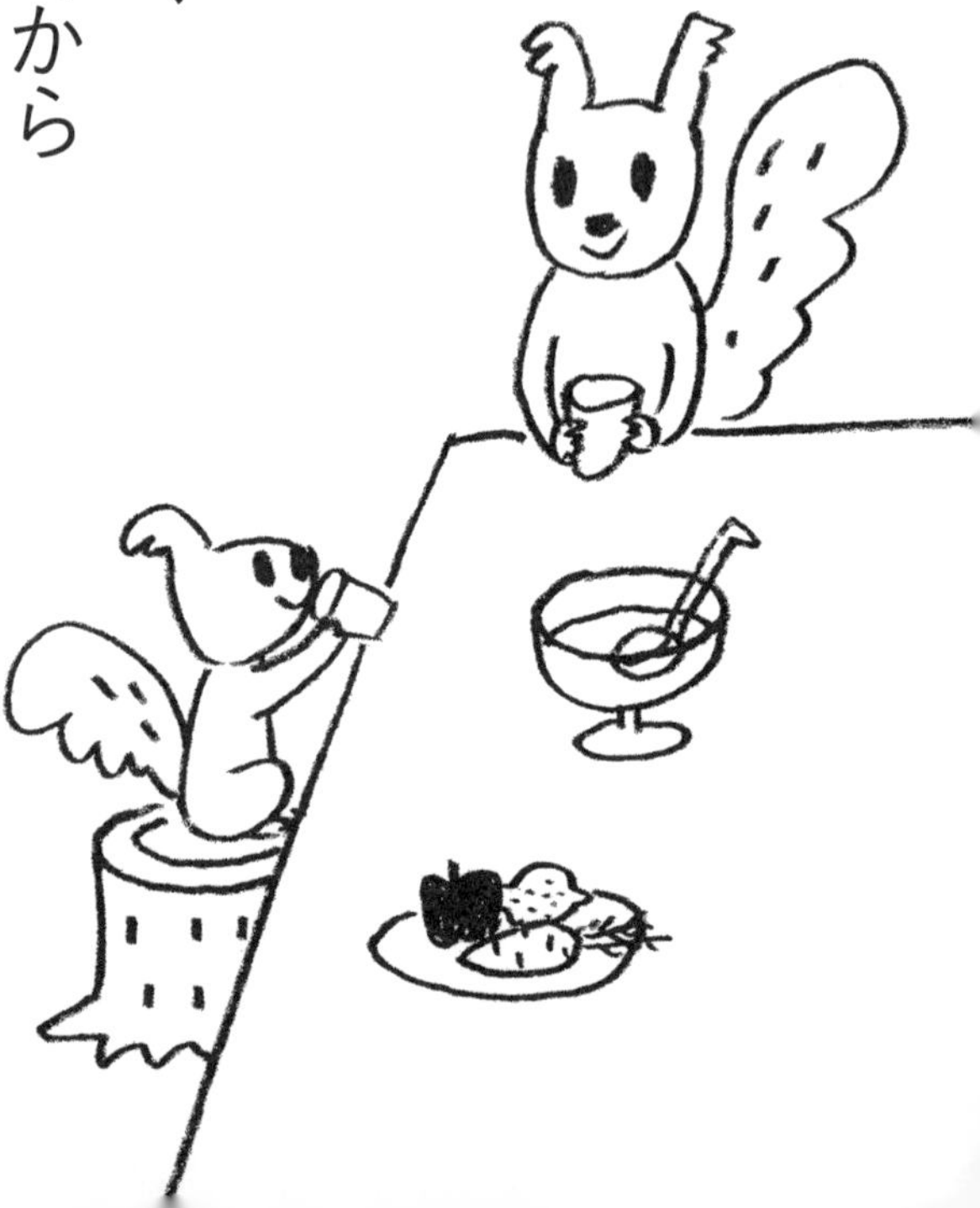

でも、人間には傷ついたＤＮＡを修復する力があります。その修復に使われるのが、酵素。だから私たちの体は今、大量の酵素を必要としています。酵素は、体の新陳代謝を助けるのと食べ物の消化が大きな役割です。潜在酵素といって、人はもともと酵素を持っています。子どもにはたくさんあり、年齢とともに減ってゆく。タバコや暴飲暴食でも減ってゆきます。酵素が足りないと疲れやすくなり、抵抗力が落ちます。酵素が働くためにはビタミンやミネラルなどの補酵素も必要です。

　酵素は、生野菜やフルーツから摂ることができます。これを食物酵素といい、消化を助けます。潜在酵素の貯金を減らさないため積極的に摂りましょう。私たちはベラルーシでもフルーツ給食として、冬の野菜果物不足の時期に子どもたちに新鮮なフルーツを配りました。日本でもかつて、体の具合の悪い時は食事をやめて、リンゴのすりおろしや大根おろしなどを食べていました。酵素を補給する生活の知恵だったのです。

　被ばくをしている間は、生野菜サラダ、果物からたっぷりビタミンやミネラルを摂取してほしいけれど、そうそうたくさんは食べられません。お勧めなのが野菜ジュースや果物ジュースですが、搾ってから15〜25分以内に飲まないと酵素は酸化して失われてしまいます。だから市販のジュースではなく自家製がいいでしょう。自家製の酵素ジュースもお勧めです。

コラム 2

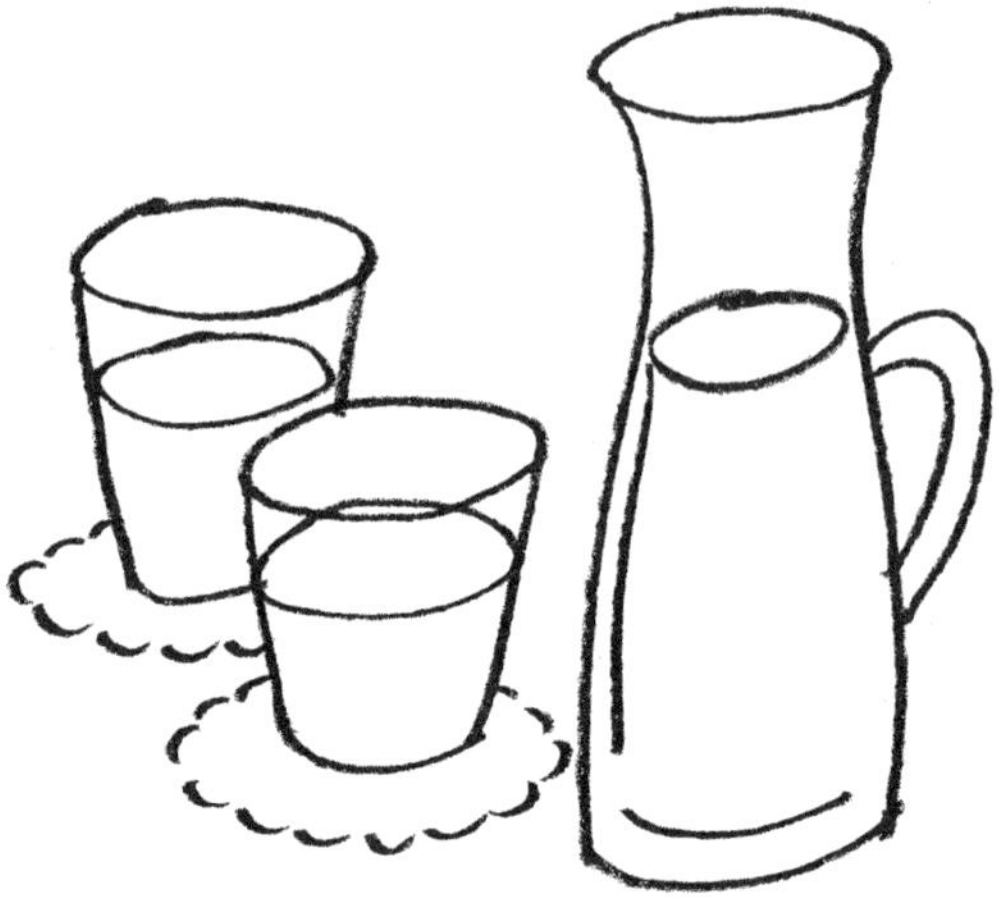

ミネラルウォーターで薄めて飲みます

酵素ジュースの作り方

材料（作りやすい量）

安全なリンゴ……500グラム（3～4個）

白砂糖……530グラム

塩……ひとつまみ

作り方

①リンゴをよく洗い、種も皮もまるごとごと2～3cm角の賽の目に切り、容器に入れる。

②白砂糖3/4量とともに器に入れ、手でよく混ぜ、残り1/4量の白砂糖をリンゴを覆うように振りかける。

③塩を入れ布か紙でほこりが入らないように覆い、冷暗所に保存する。（ジップロックやフタ付きのびんでもいい）

④1日1回、手で底のほうからよく混ぜる。最初は器の底に白砂糖がたまるので、しっかり混ぜること。ガスが出てきたらときどき抜く。

⑤1週間後、リンゴを漉して蓋のできる器にジュースを移し、冷蔵庫で保存する。1ヶ月くらい保存可能。お好みでハーブも入れて。

※イチゴ、ブドウでも同じように作ることができる。基本的な分量は果物1に対して、砂糖1.1。

6 味噌汁を飲む、自家製の漬物を食べる

生野菜やフルーツのほかに、酵素が豊富でビタミンやアミノ酸もたっぷり含まれているものは日本の伝統食、味噌や醤油、漬物などの発酵食品です。ご先祖さまより代々、日本人の体を養ってきたソウルフードに、今こそ頼るべきだと思います。

ぬか漬とかべったら漬、麹漬など、漬物が発酵して生み出す乳酸菌は、1グラム中に10億もいるそうです。植物由来の乳酸菌は腸までちゃんと届く優れもの。だけど買ってきた漬物は添加物と着色料が多いので気をつけてください。三五八漬、麹漬の素を使って、野菜を刻んでそれでもんでおけばすぐ漬物になります。そういうものを自分でぱぱっと作っておけば、サラダよりも乳酸菌やアミノ酸がたっぷりの食卓が調えられます。

あと、味噌汁は具が煮えた後、火を止めてから味噌を入れるようにします。昔から煮えばなと言いますが、高温だと酵素の働きが鈍るので、煮立てないでくださいね。

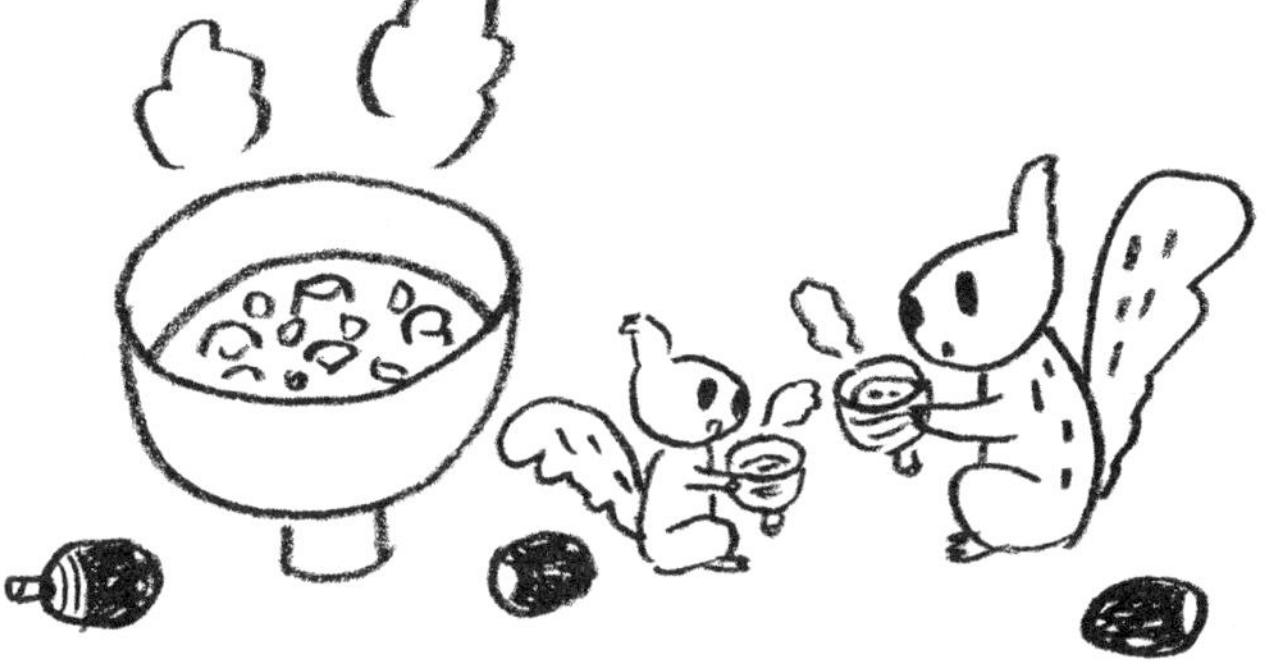

7 白いご飯にむぎや雑穀を加えて

主食となるお米は、産地はもとより食べ方も工夫してください。今、甘みがあって冷めても、もちもちしているお米が人気のようですが、あれは糖分を高めて甘くなるよう品種改良しすぎています。抵抗力が落ちてきたときに糖分を摂りすぎると、アレルギーなどを助長します。それに白米だけでは、栄養のある胚芽を捨ててしまっているので、消化吸収の時に栄養が足りません。

とはいえ、放射性物質は胚芽に溜まりやすいので、それも心配。だったら白米に雑穀を加えましょう。キビ、アワ、ヒエ、ハト麦などは、縄文時代から主食とされてきた五穀豊穣の穀物。ビタミン、鉄分や亜鉛、カルシウム、食物繊維などのミネラルが豊富な穀物を白米に加え、よく噛むことで、栄養をより吸収できます。

玄米ご飯ですが、子どもは胃腸が弱ってくると消化に難があります。玄米クリームというものも滋養がありますのでお勧めします。

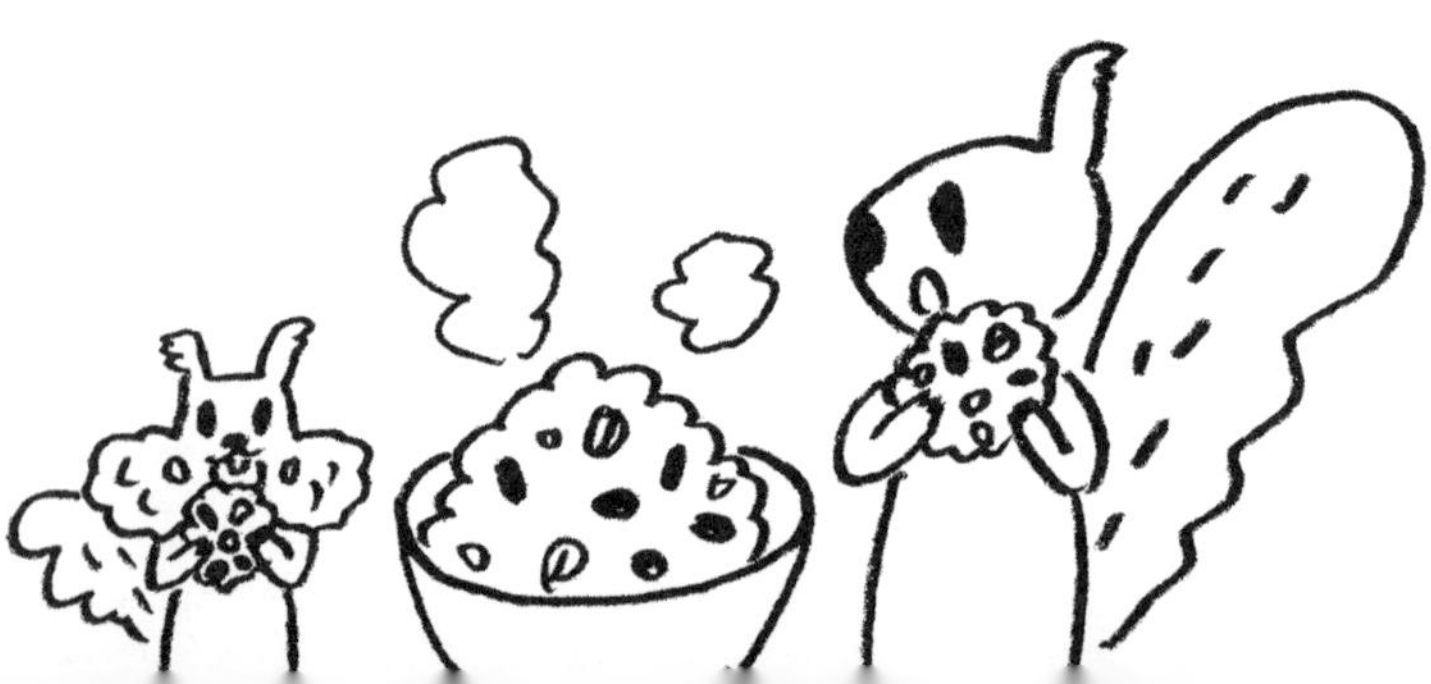

8 肉や魚に注意して、野菜中心のおかずを食べる

セシウムに汚染された稲わらを食べた牛肉は食べたくない……。食品検査の体制が不満足であることが、白日のもとにさらされました。しばらくは安心できませんし、もうすでに給食で食べてしまった地域もあります。

海の汚染がプランクトンから小型魚、大型魚にと食物連鎖で伝わり溜まっていきます。なので、もう少し後になると魚の汚染が問題になってくると思います。

セシウムはカリウムと間違われて筋肉、とくに心臓に蓄積されやすく、チェルノブイリの汚染地域の30代の若者（事故当時10歳以下の子どもだった）に心筋梗塞が多発しています。今から生活習慣病予防の食事に切り替えたほうがいいでしょう。また、体にカリウムを蓄えておくとセシウムを排出しやすいので、とくにカリウムが多い旬の野菜を食べるようにしましょう。もうひとつ、野菜に多く含まれる食物繊維は便秘を予防します。腸に汚染物質が停留するのも防いでくれますし、便秘を治しておくことが万病の予防になります。植物性タンパク質が豊富で低コレステロールの日本食がお勧めです。

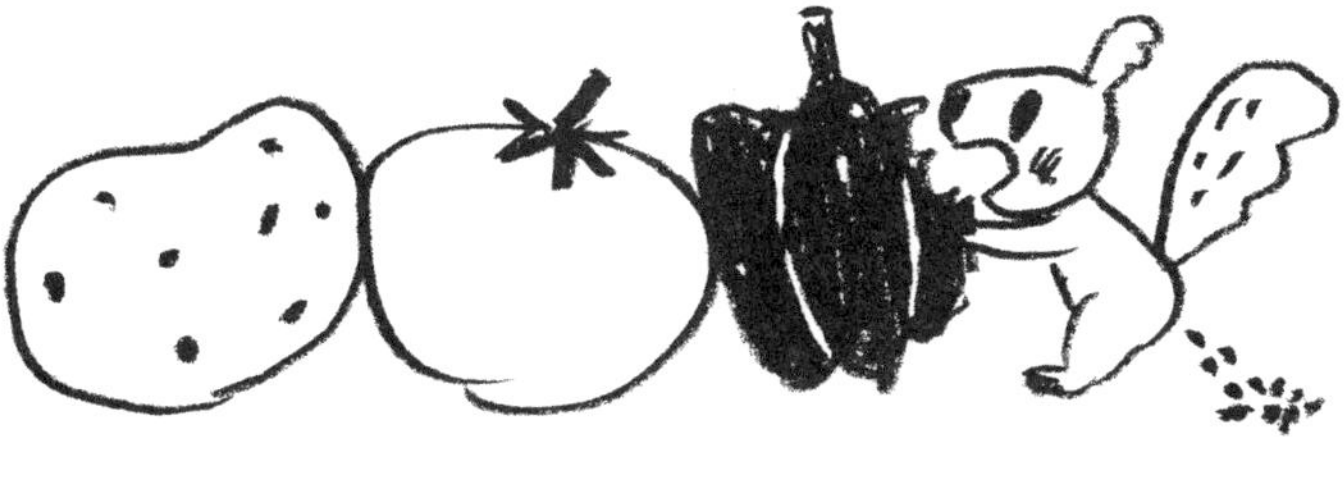

9 カルシウム量は牛乳の10倍。ごまやヒジキを食べる

福島県の植物や土壌から放射性ストロンチウムが検出されていますが、チェルノブイリの原発事故でも大量のストロンチウムが飛散し、当時のソ連や北欧の国々に堆積しました。

ストロンチウムはカルシウムのような動きをするので、簡単に骨や歯に取り込まれてしまいます。内部被ばくではガンマ線よりも危険度が高いとされるベータ線を出し続け、骨のがんや白血病の原因になると考えられています。

ストロンチウムを体内に取り込まないために、カルシウムを多く摂るようにしましょうとお話しすると、でも牛乳がダメなのに、と心配されるお母さんがいます。ですが、カルシウムの多い食品は、乳製品以外にもたくさんあります。例えば、ごまやヒジキやエンドウ豆は牛乳の10倍、切干大根は5倍、小松菜や春菊、菜の花も、牛乳と同じくらいのカルシウム含有量です。ここ2〜3年は頭の切り替えをしてみましょう。

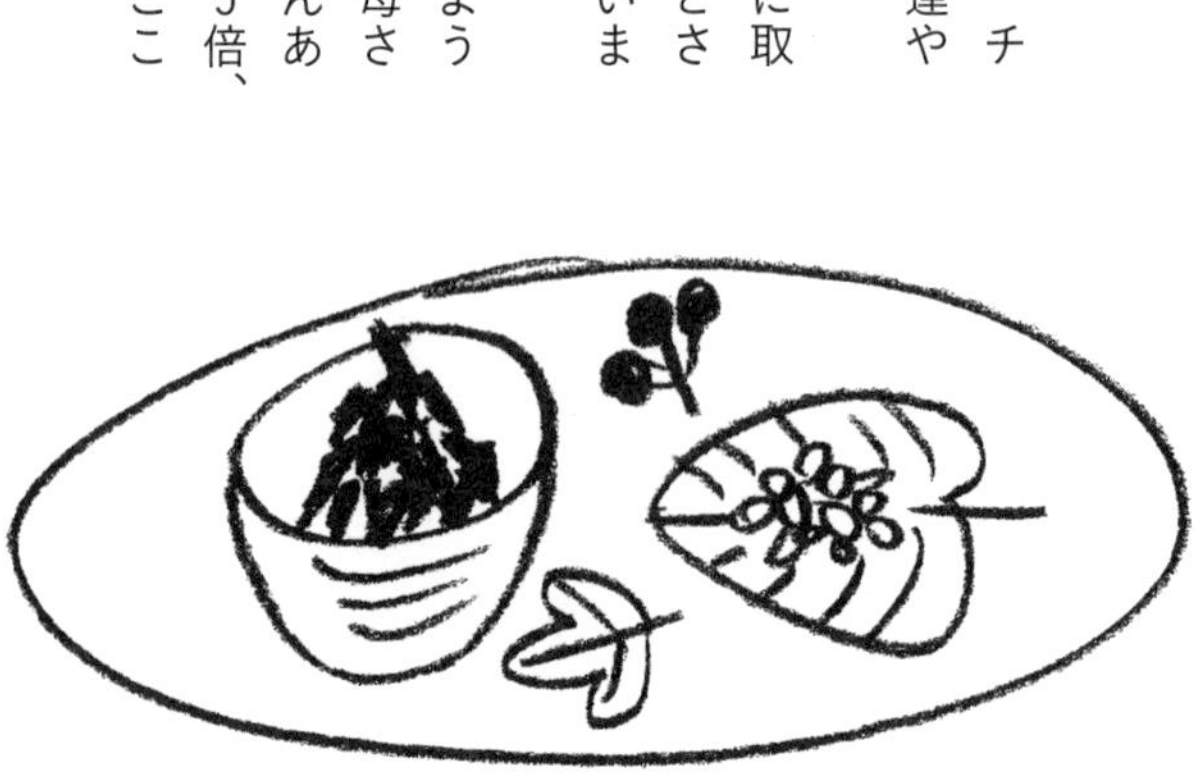

10 スナック菓子はやめる

　子どもには栄養のないお菓子は食べさせないでください。添加物や油分の多いゴテゴテのスナック菓子、チョコレート、クッキー、デニッシュ、色つきジュースなど、酵素やビタミン、ミネラルのないようなおやつは放射性物質のこと以前に体に負担をかけます。油で揚げたものは酸化しているので、避けたほうがいいでしょう。今は酵素の力で少しでも子どもの抵抗力をアップさせたい時期なのに、お菓子の消化に酵素を使ってしまったら台無し。酵素の無駄遣いだけでなく、体の酸化を加速させるなど、いいことは一つもありません。

　子どもには食べ物のわがままを言わせないようにしつけていかなければなりません（自分もですね）。朝昼晩の食事の時間をきっちり決めて、まず体のリズムを整える。お腹がすいたら食間に、バナナなどの果物を食べる。飲み物は手作りの野菜ジュースや果物ジュースを。おやつも、健康や栄養のことを考えたものにしましょう。

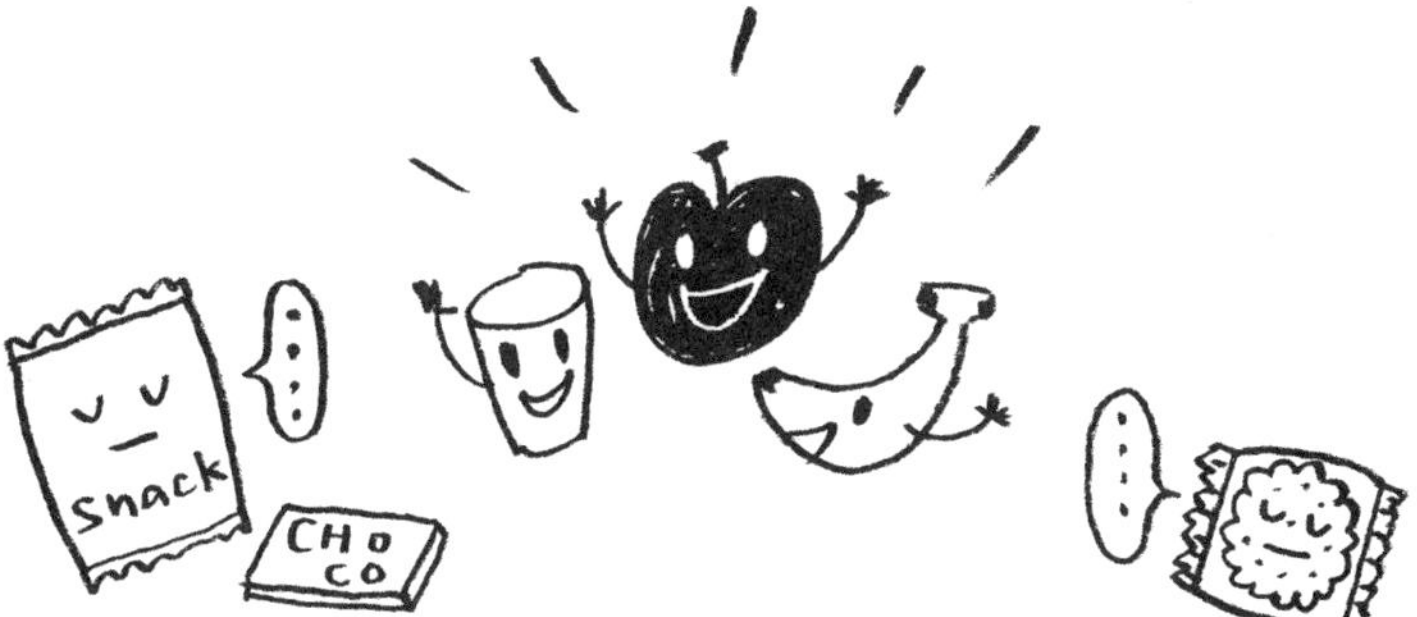

11 加工食品の危険性は自分でメーカーに確かめる

ソーセージやハンバーグの材料に汚染された牛肉は入っていないのか、冷凍野菜の産地は？　産地の表示がされず、さまざまな食材を使って作られる加工食品の安全性について、お母さんたちからたくさんの問い合わせがきます。

　加工食品は工程で産地がわからなくなるのでいちばん危険です。

日本は事故後、食品や飲料水に含まれる放射性物質の基準値を緩めてしまいました。事故のあったウクライナやベラルーシの基準と比べても、緩いですね。

　基準値を緩和したから、農家さんは汚染された畑でも野菜を作り続けなければいけないはめになっているんです。畑が汚染しただけでは賠償されないから。野菜を作ってそれが出荷停止になってはじめて賠償される。これはおかしいでしょう。ですから基準値は見直していかなければならない。そして国の責任で除染したり代替地を用意したり補償もちゃんとすべきだと思います。そうしないと、関東で売れないから関西で漬物になり、売れない肉は、安い加工品のハンバーグに姿を変える、という負の連鎖が起こる。

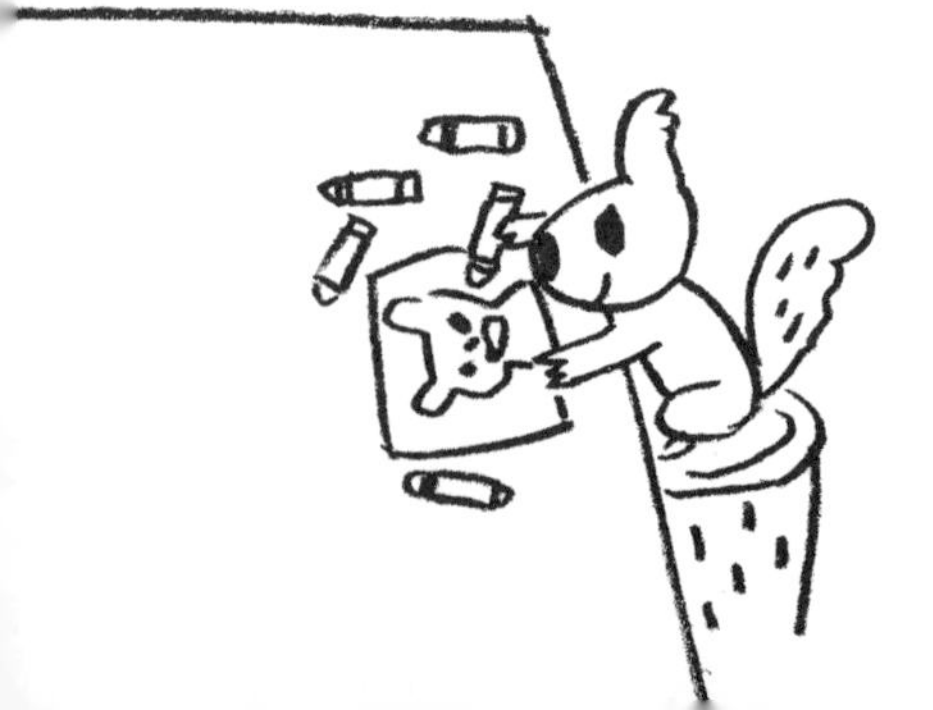

「はいこれが何日に作った食品の放射能値です。ロットごとに、検査して不検出です。安心してください」というふうに、消費者に愛情を持っているメーカーに出会えたらいいですね。一人でも多くの人が食品メーカーにしつこく確認して、作り手の意識を変えていくことも、大切だと思います。

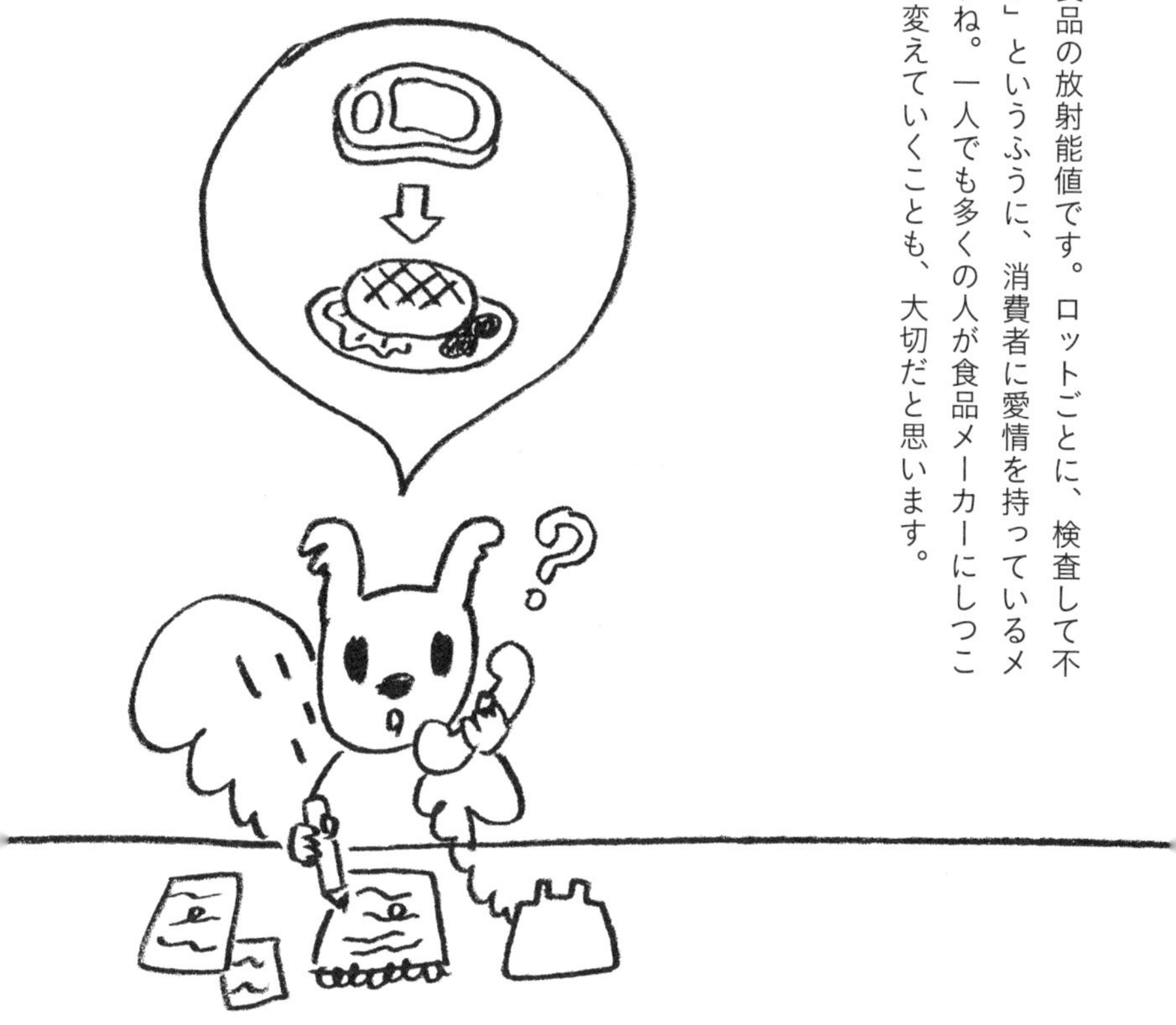

12 外食は控える

国会議員が、被災地の野菜や魚を食べて、風評被害をなくそうとか言っています。子どもたちのほうがはるかに危険が高いのに、それは意味のない行為です。しかもまだ事故は収束していません。

今は細かい食品のチェックがされていないので、なんとなくその県まるごと不安というふうに逆に風評被害を広げてしまっています。被災地支援キャンペーンとかで、飲食店にも被災地の食材を扱うところがありますが、それが本当の支援だとは私には思えません。牛乳が汚染されたと言って、泣いて畑に捨てている酪農家さんの映像を、テレビは気の毒そうに放映していたけど、汚染された牛乳を畑に捨てたら畑が汚染されて被害が広まるんですよ。かわいそうというムードに流されないことです。

カレーやラーメンなど、肉を煮出したスープを使う料理はセシウムがとけだすので、食品基準が厳しくなって検査がしっかりされるまでは注意が必要です。なにを使っているのか分からない店での外食は控えたほうが賢明。ちゃんと安全を表示してあるお店を探してみてください。

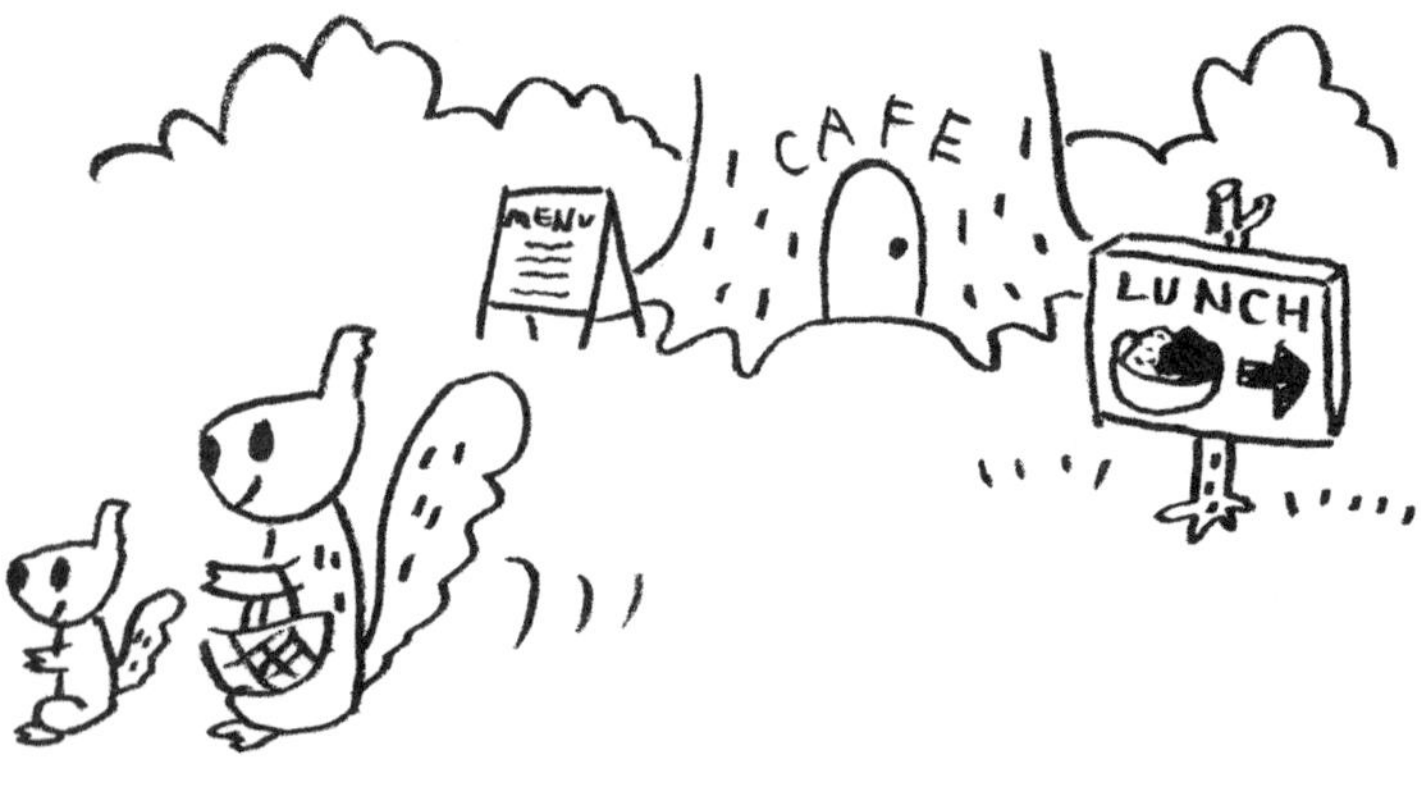

13 腹八分、腹七分を心がけ、塩分は控える

こんなふうに環境全体に放射性物質が入り込んでくるような事態にさらされると、私たちの体の抵抗力はガクンと下がります。そもそも精神的なストレスも大きいし、傷ついた体の修復に酵素をつかいますから。そんなときは、体にやさしい食事の仕方を心がけてください。お腹いっぱいになるまで食べてしまうと、免疫力をあげてくれるはずの酵素が、食べ物の消化のほうに優先的に使われてしまいます。ですから腹八分目、腹七分目を心がけて。

伝統的な和食、ご飯に味噌汁、漬物の一汁一菜をベースに野菜料理やお豆さん、豆腐など植物性タンパク質をそえて。うちの娘はアレルギーだったので食べられるものが限られていましたが、少ない食材で少ないおかずにして、大人も便秘や肩こりなどの不調が治ってしまったのです。

汚染されたものを食べると、まず胃腸が被ばくしますので、チェルノブイリの子どもたちは重い胃腸障害を抱えていました。胃腸が弱っているときは、消化が楽な、酵素の含まれているものにしましょう。

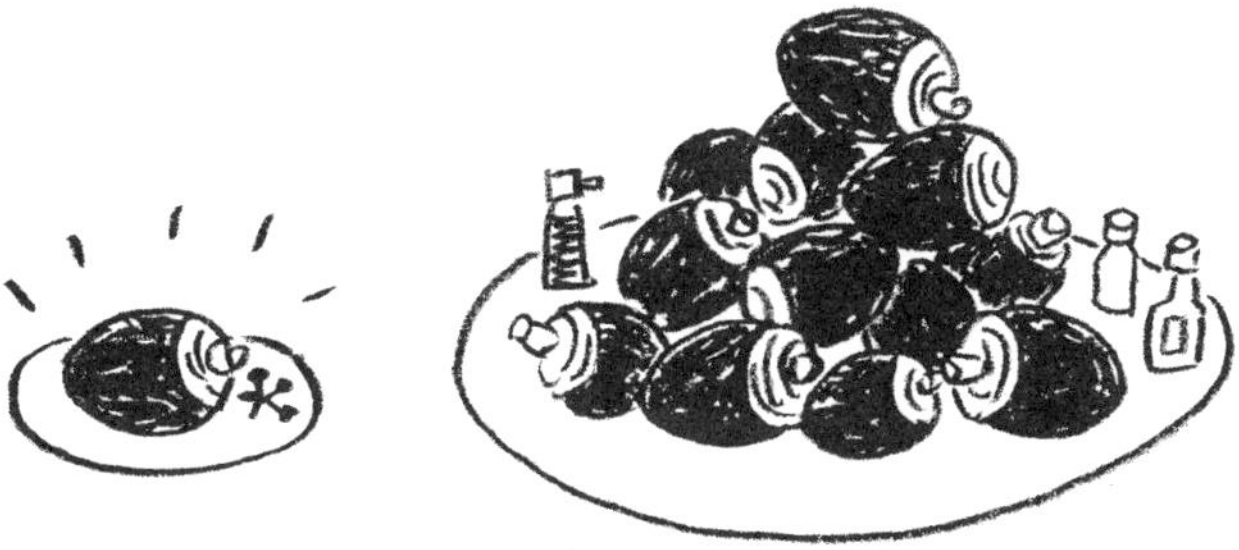

14 揚げ物、肉類、乳製品などはなるべく少量に

すい臓はタンパク質や炭水化物、脂質を分解する消化液を分泌する臓器です。日本人の場合、脂肪を分解する酵素がもともと少ない人が多く欧米人よりも早く糖尿病になりやすいという研究もあります。放射性物質で免疫力が低下しがちな今、揚げ物や脂肪分が多い肉や乳製品を使った食事は体質に合わないから控えたいところ。生クリームのケーキなどもほどほどに。

とくにトランス脂肪酸を使った揚げ物は、加熱された油が有害な過酸化脂質に変わり、細胞膜を傷つけるとして、欧米では規制の対象になってきてます。細胞を劣化させる、という意味では、放射線の被害と同じ。体の老化を早めます。内部被ばくのリスクを背負わされている私たちは、油っこい料理でそのリスクを高めるようなことは危険。特に胃腸が弱っているときは注意して下さい。どうしても食べたいときは、生野菜や大根おろしをそえて。

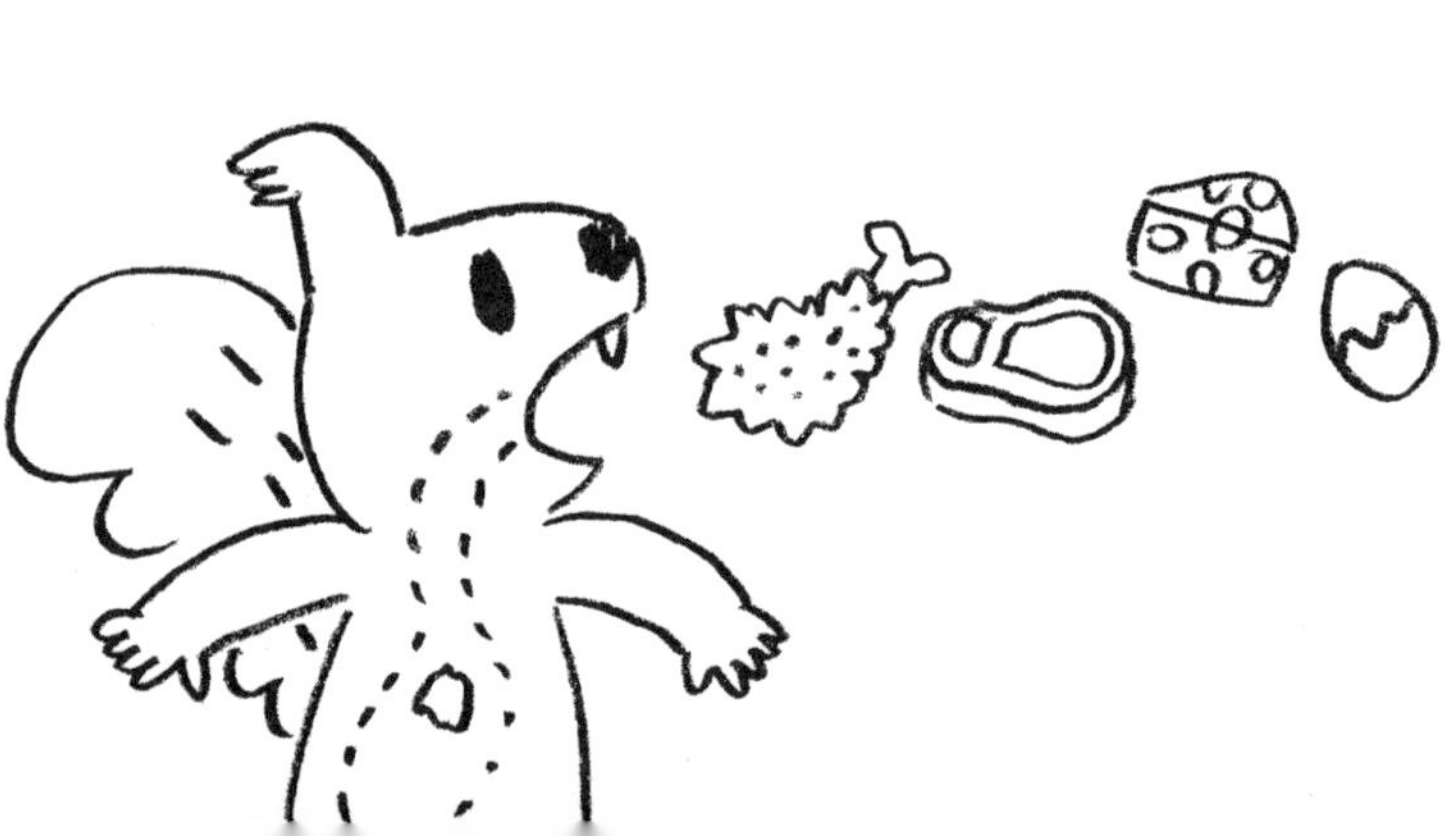

筑摩書房 新刊案内

●2011. 10

●ご注文・お問合せ
筑摩書房サービスセンター
さいたま市北区櫛引町2-604
☎048(651)0053　〒331-8507

この広告の表示価格はすべて定価(税込)です。

http://www.chikumashobo.co.jp/

野呂美加 「チェルノブイリへのかけはし」代表

子どもたちを内部被ばくから守るために親が出来る30のこと
――チェルノブイリの体験から

子どもの内部被ばくの害は大人の比ではない。子どもを守るために何をすればよいのか。食べ物、飲み物、生活環境……具体的にアドバイス。

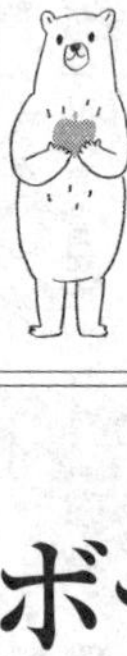

87844-1　四六判(10月8日刊)1000円

小池昌代

黒蜜

「倦怠を知ったのは、八歳のときだ」

子どもの世界、そこには感情の原型が生々しいカタチでむき出しになっている。恐怖、怒り、歓喜、悲しみの瑞々しい気持ち。感情の原初に視線を注いだ掌編小説14編。

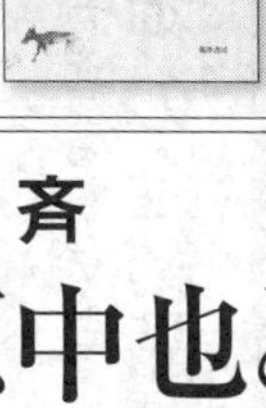

80436-5　四六判　(9月23日刊)　1995円

宇佐美 斉

中原中也とランボー

季節《とき》が流れる、城塞《おしろ》が見える

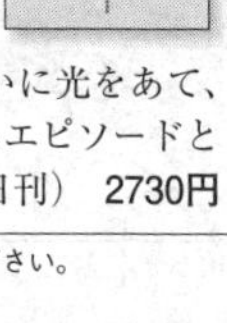

中原中也とフランス詩、とりわけランボーとの火花散る出会いに光をあて、受容からその創造にむかう〈書くこと〉のドラマを、知られざるエピソードとともに綴る。

82371-7　四六判　(9月23日刊)　2730円

価格は定価(税込)です。6桁の数字はJANコードです。頭に978-4-480をつけてご利用下さい。

渡邊二郎著作集 全12巻

編者
髙山 守（東京大学教授）
千田義光（国学院大学教授）
久保陽一（駒澤大学教授）
榊原哲也（東京大学教授）
森 一郎（東京女子大学教授）

完結

自己を見ることは世界を見ることであり、世界を見ることは自己を見ることである。

生と哲学の意義を問う不羈の精神の全結晶。

内容見本贈呈！

第4巻〈第12回配本〉
ハイデッガーⅣ
解題 李洙正　75264-2　9月15日刊　8820円

遺著『ハイデッガーの「第二の主著」「哲学への寄与試論集」研究覚え書き』ほか、著者晩年の重要な論文、哲学的思索の結晶八篇を収録。

既刊・好評発売中

第1巻 ハイデッガーⅠ〈第1回配本〉 解題 榊原哲也 75261-1 8400円
第2巻 ハイデッガーⅡ〈第4回配本〉 解題 細川亮一 75262-8 8190円
第3巻 ハイデッガーⅢ〈第10回配本〉 解題 菊地惠善 75263-5 8610円
第5巻 フッサールと現象学〈第3回配本〉 解題 千田義光 75265-9 7350円
第6巻 ニーチェと実存思想〈第2回配本〉 解題 清水真木 75266-6 7350円

第7巻 ドイツ古典哲学Ⅰ〈第7回配本〉 解題 髙山守 75267-3 8190円
第8巻 ドイツ古典哲学Ⅱ〈第8回配本〉 解題 久保陽一 75268-0 8190円
第9巻 解釈・構造・言語〈第9回配本〉 解題 佐々木一也 75269-7 8610円
第10巻 芸術と美〈第5回配本〉 解題 円谷裕二 75270-3 8400円
第11巻 歴史と現代〈第6回配本〉 解題 貫成人 75271-0 8400円
第12巻 自己と世界〈第11回配本〉 解題 森一郎 75272-7 8820円

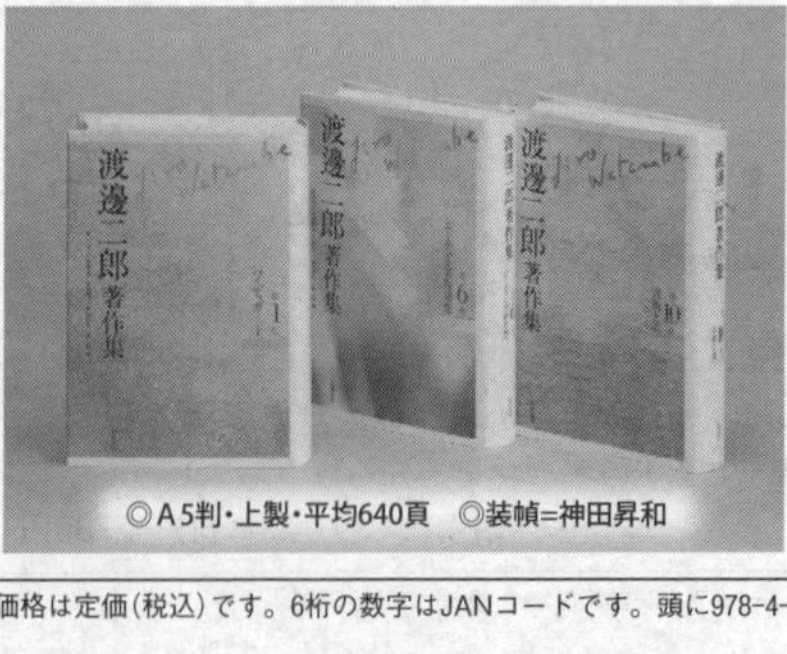

◎A5判・上製・平均640頁　◎装幀=神田昇和

価格は定価（税込）です。6桁の数字はJANコードです。頭に978-4-480をつけてご利用下さい。

10月の新刊 ●14日発売

筑摩選書

0026
関羽 ▼神になった「三国志」の英雄

大東文化大学文学部教授
渡邉義浩

「三国志」の豪傑は、なぜ商売の神として崇められるようになったのか。史実から物語、そして信仰の対象へ。その変遷を通して描き出す、中国精神史の新たな試み。

01528-0 1575円

0027
「窓」の思想史 ▼日本とヨーロッパの建築表象論

関西大学文学部教授
浜本隆志

建築物に欠かせない「窓」。それはまた、歴史・文化的にきわめて興味深い表象でもある。そこに込められた意味を日本とヨーロッパの比較から探るひとつの思想史。

01529-7 1680円

好評の既刊 ＊印は9月の新刊

筑摩書房 それからの四十年 ——1970–2010
永江朗 倒産から再生をめざすまでの必死のドラマ
01517-4 1890円

宇宙誕生 ——原初の光を探して
M・チャウン 人類究極の「観測」が捉えた宇宙の謎と神秘
01518-1 1680円

最後の吉本隆明
勢古浩爾 「戦後最大の思想家」の本質を追究する
01519-8 1890円

思想は裁けるか ——弁護士・海野普吉伝
入江曜子 言論弾圧と闘い、冤罪を許さなかった生涯
01520-4 1785円

内臓の発見 ——西洋美術における身体とイメージ
小池寿子 人体内部という新世界で人は何を見たのか?
01508-2 1890円

シック・マザー ——心を病んだ母親とその子どもたち
岡田尊司 「子どもの問題」の背後にひそむ病理を検証する
01521-1 1785円

利他的な遺伝子 ——ヒトにモラルはあるか
柳澤嘉一郎 脳科学、遺伝学からヒト社会の本質に迫る
01522-8 1680円

贈答の日本文化
伊藤幹治 贈与論や民俗学の成果から読み解く贈答の世界
01523-5 1575円

日本語の深層 ——〈話者のイマ・ココ〉を生きることば
熊倉千之 〈イマ・ココ〉に始まる全くあたらしい日本語論
01524-2 1680円

天皇陵古墳への招待
森浩一 日本考古学最大の謎「天皇陵古墳」を徹底検証!
01525-9 1680円

＊**脳の風景** ——「かたち」を読む脳科学
藤田一郎 まるで現代アート!? 構造から見る脳の不思議
01526-6 1680円

＊**芭蕉 最後の一句** ——生命の流れに還る
魚住孝至 死の三日前に詠んだ句から芭蕉の実像に迫る
01527-3 1785円

価格は定価(税込)です。6桁の数字はJANコードです。頭に978-4-480をつけてご利用下さい。

10月の新刊 ●7日発売 ちくま新書

925
民法改正
▼契約のルールが百年ぶりに変わる

法務省経済関係民刑基本法整備推進本部参与
内田貴

経済活動の最も基本的なルールが、制定から百年を経て抜本改正されようとしている。なぜ改正が必要とされ、具体的に何がどう変わるのか。第一人者が平明に説く。

06634-3
798円

926
公務員革命
▼彼らの〈やる気〉が地域社会を変える

同志社大学教授
太田肇

地域社会が元気かどうかは、公務員の〝やる気〟にかかっている！ 彼らをバッシングするのではなく、積極性を引き出し、官民一丸ですすめる地域再生を考える。

06632-9
777円

927
ポルノ雑誌の昭和史

川本耕次

実話誌、通販誌、自販機本、ビニ本。ヘア、透け、ロリコン……。販路・表現とも現代のインターネット以上にゲリラだった。男の血肉となった昭和エロ出版裏面史。

06631-2
777円

928
高校生にもわかる「お金」の話

実業家
内藤忍

お金は一生にいくら必要か？ お金の落とし穴って何だ？ AKB48、宝くじ、牛丼戦争など、身近な喩えでわかりやすく伝える、学校では教えない「お金の真実」。

06633-6
777円

929
心づくしの日本語
▼古典の魅力を解きあかす

ICU国際基督教大学教授
ツベタナ・クリステワ

過ぎ去った日本語は死んではいない。日本人の世界認識の根源には「歌を詠む」という営為がある。王朝文学の言葉を探り、心を重んじる日本語の叡知を甦らせる。

06626-8
903円

価格は定価(税込)です。6桁の数字はJANコードです。頭に978-4-480をつけてご利用下さい。

10月の新刊 ●8日発売 ちくま文庫

USAカニバケツ
町山智浩
●超大国の三面記事的真実

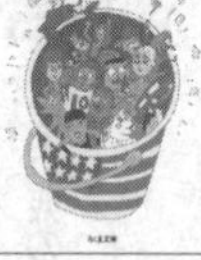

視点は冷静。予備知識は抜群！
大人気コラムニストが贈る怒濤のコラム集！ スポーツ、TV、映画、ゴシップ、犯罪……。知られざるアメリカのB面を暴き出す。（デーモン閣下）
42872-1
756円

魔利のひとりごと
森茉莉 文　佐野洋子 画
茉莉の作品に触発されエッチングに取り組んだ佐野洋子、豪華な紙上コラボ全開。全集未収録作品の文庫化、カラー多数。（小島千加子）
42881-3
735円

齋藤孝の企画塾
齋藤孝
●これでアイデアがドンドン浮かぶ！
「企画」とは、今の現実を動かして実現してこそ意義がある。成功した企画の何が秘訣だったかがわかれば、自然に企画力が身についていく。（岩崎夏海）
42873-8
672円

だれも知らなかった「百人一首」
吉海直人
いまだ謎に包まれている「百人一首」にまつわるさまざまな関心事項を、わかりやすく正確に記した入門書。平安の名歌集の秘密に迫る。カラー口絵16頁。
42879-0
998円

愛とまぐはひの古事記
大塚ひかり
最古の記録文学は現代人に癒しをもたらす。奔放なエロスと糞尿譚に満ちた破天荒な物語の不思議な清浄感。痛快古典エッセイ。（富野由悠季）
42875-2
819円

なつかしの小学校図鑑
奥成達 文　ながたはるみ 絵
運動会、遠足、家庭訪問といった学校行事や、文具、給食、休み時間の遊びなど、楽しかった思い出の数々が甦る。イラスト250点（南伸坊）
42870-7
903円

価格は定価（税込）です。6桁の数字はJANコードです。頭に978-4-480をつけてご利用下さい。

内容紹介の末尾のカッコ内は解説者です。

いろんな気持ちが本当の気持ち

長嶋有

何を見ても何をしてもいろいろ考えてしまう。生活も仕事も家族も友情も遊びも、すべて。初エッセイ集が新原稿を加えついに文庫化。（しまおまほ）

42886-8
693円

屋上がえり

石田千

屋上があるととりあえずのぼってみたくなる。百貨店、病院、古書店、母校……広い視界の中で想いを紡ぐ不思議な味のエッセイ集。（大竹聡）

42884-4
819円

文庫手帳２０１２

安野光雅デザイン

見た目は文庫で中身は手帳。シンプルで使いやすさ抜群のロングセラー。

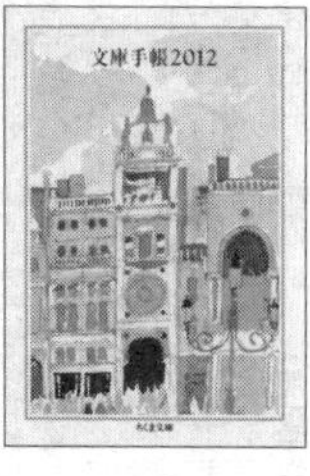

42883-7
672円

ちくま哲学の森

2 世界を見る

近代とは何か（竹内好）研究者と実践者（桑原武夫）無思想人宣言（大宅壮一）哲学の正しい方法（ヴィトゲンシュタイン）など全21篇

42862-2
1260円

好評の既刊

貧乏サヴァラン
森茉莉　香り豊かな「茉莉ことば」で綴られる垂涎の食エッセイ
★03365-3　567円

齋藤孝の速読塾　●これで頭がグングンよくなる！
齋藤孝　「脳が活性化し理解力が高まる」夢の読書法を大公開！
42697-0　630円

名画の言い分
木村泰司　斬新かつ具体的に解説した西洋美術史入門。図版多数
42828-8　998円

いのちと放射能
柳澤桂子　疑問点をわかりやすく教えてくれる恰好の書！
42360-3　588円

旅の理不尽　●アジア悶絶篇
宮田珠己　アジア各地の脱力系旅行記、鮮烈なデビュー作！
42709-0　714円

国マニア　●世界の珍国、奇妙な地域へ！
吉田一郎　ありきたりな常識を吹き飛ばす、国と地域が大集合！
42725-0　714円

価格は定価(税込)です。6桁の数字はJANコードです。頭に978-4-480をつけてご利用下さい。
★印の6桁の数字はISBNコードです。頭に4-480をつけてご利用下さい。

10月の新刊　●8日発売　ちくま学芸文庫

古代史おさらい帖
森浩一　■考古学・古代学課題ノート

考古学・古代史の重鎮が、「土地」「年代」「人」の基本概念を徹底的に再検証。「古代史」をめぐる諸問題の見取り図がわかる名著。

09412-4
945円

平家物語の読み方
兵藤裕己

琵琶法師の「語り」からテクスト生成への過程を検証し、「盛者必衰」の崩壊感覚の裏側に秘められた王権の目論見を抽出する斬新な入門書。（木村朗子）

09404-9
998円

龍樹の仏教
細川巌　■十住毘婆沙論

第二の釈迦と讃えられながら自力での成仏を断念した龍樹は、誰もが仏になれる道の探求に打ち込んでいく。法然・親鸞を導いた究極の書。（柴田泰山）

09408-7
1365円

土方歳三日記　上
菊地明　編著　■生い立ち、上京、新選組結成、そして池田屋事件

幕末を疾走したその生涯を、綿密な考証で明らかに。上巻は元治元年まで。新選組結成、芹沢鴨斬殺、池田屋事件……時代はいよいよ風雲急を告げる。

09383-7
1470円

滞日十年　下
ジョセフ・C・グルー　石川欣一　訳

知日派の駐日大使グルーは日米開戦の回避に奔走。下巻は、ついに日米に戦端が開かれ、1942年、戦時交換船で帰国するまでの記録。（保阪正康）

09402-5
1575円

Math & Science

高橋秀俊の物理学講義
高橋秀俊／藤村靖　■物理学汎論

ロゲルギストを主宰した研究者の物理的センスとは。力について、示量変数と示強変数、ルジャンドル変換、変分原理などの汎論四〇講。（田崎晴明）

09395-0
1365円

応用数学夜話
森口繁一　■現象と数理と統計

俳句は何兆まで作れるのか？　安売りをしてもっとも効率的に利益を得るには？　世の中の現象と数学をむすぶ読み切り18話。（伊理正夫）

09406-3
1470円

価格は定価(税込)です。6桁の数字はJANコードです。頭に978-4-480をつけてご利用下さい。
内容紹介の末尾のカッコ内は解説者です。

15 洗う、皮を剥く、塩水に浸ける、熱を通す、煮汁を捨てる

調理方法で放射能汚染を予防することは、ある程度まではできます。

野菜を蒸したり煮たりするとき、皮は必ず剥きます。これだけでセシウムが減ります。リンゴなどの果物は、皮と果肉の間にもっともペクチンが多いので、本来なら皮を剥かずに食べたりジュースにしたりしたいところですが、安全が確認できないなら皮は剥きます。葉物野菜は流水でよくすすぎます。きのこや魚は、使う前に3%くらいの食塩水にしばらく浸けておくといい。20時間、3%食塩水につけて、水をとりかえて、約十分の一までセシウムを減らすことができました。かたまり肉はある程度の大きさに切り分けてから酢を加えた塩水の中にしばらく浸けておきます。茹でる場合は、最初の茹で汁は、10分ほど沸騰させてから捨てるようにするといいです。

しかし、100%排除できるわけではありません。またこのような放射性物質を含んだ食品そのものの酸化の問題もありますから、汚染されていないものを選ぶのがベストです。

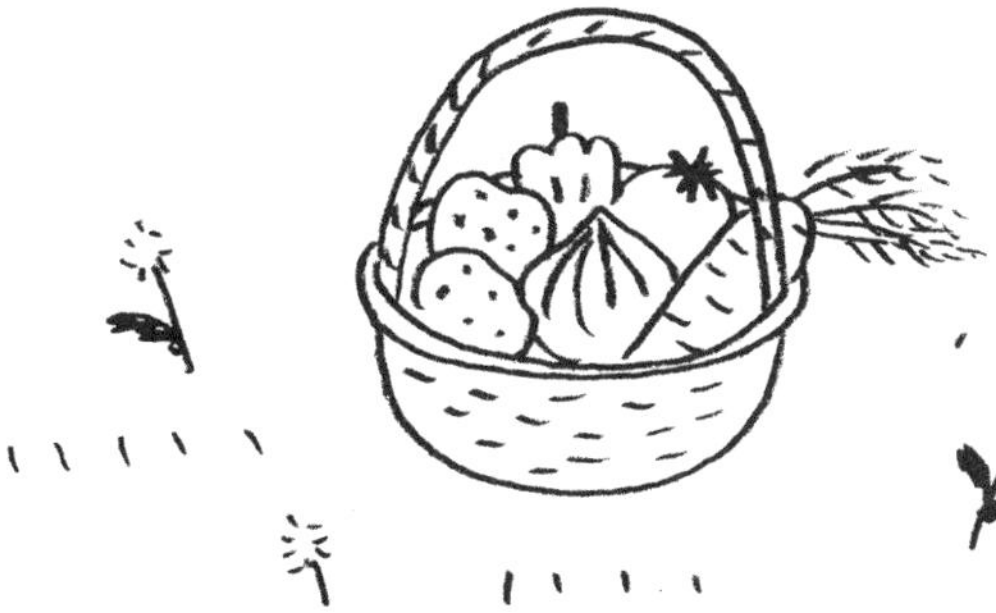

どのように生活すればいいのか

放射性物質は目に見えない、
味もない、匂いもない。
目を閉じて、黄色い灰が降ってきたと
イメージしてください。
そしてその灰から、負のパワー（放射線）が出ています。
これが、風に乗り、運ばれる。
粒子の大きい重たいものは近くに、
細かく軽いものは遠くまで飛んでいく。
そして、地面に、森に、畑に、

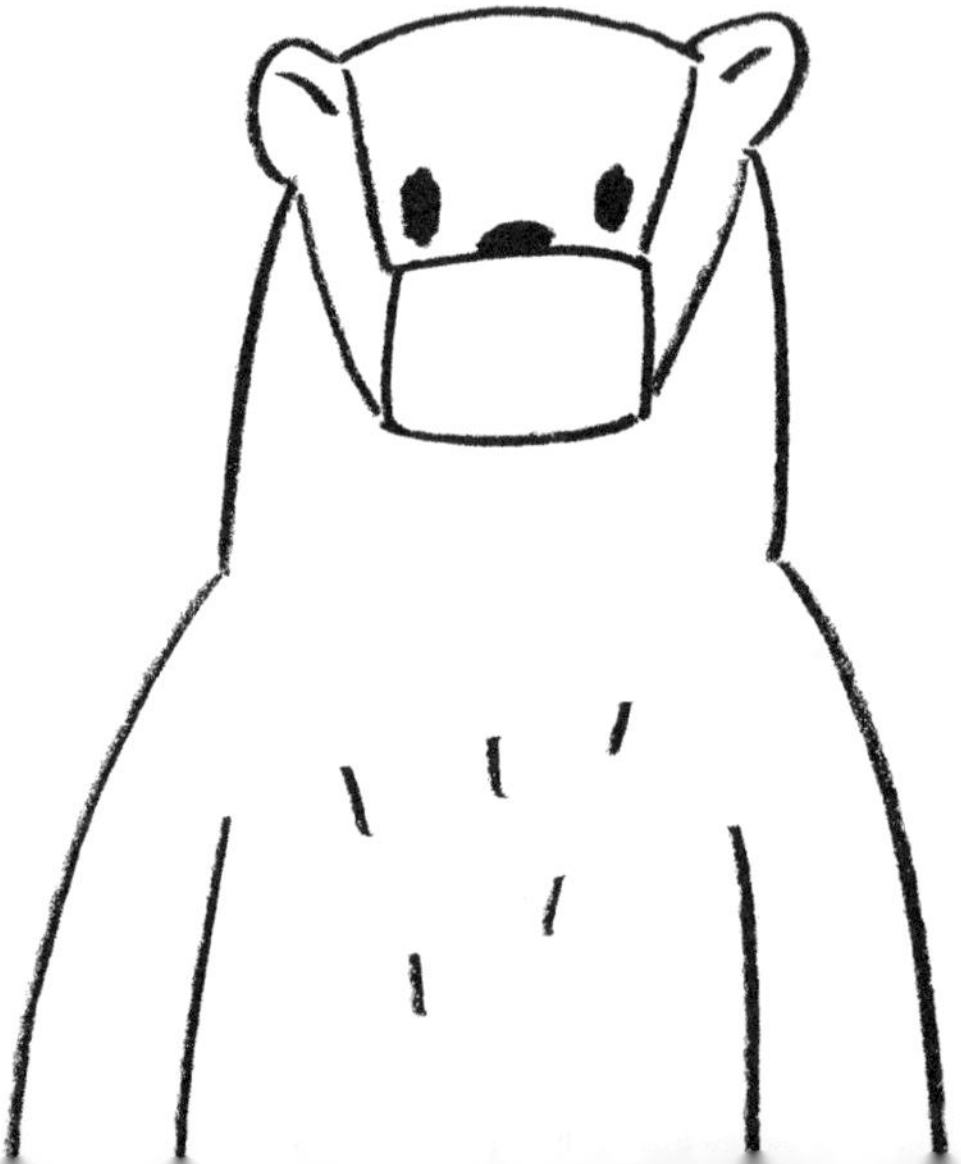

公園に、校庭に、降りつもります。
雨が降れば水に溶け、流れていきます。
そして、川に、海に、湖に、貯水池に、
その水底に溜まります。
木に、草に、ペンキのようにべったりと
染みついてしまうかもしれません。
半減期はありますが、
ものによっては気が遠くなるほどの年数がかかります。
時がたてば無くなる、
とは考えないでください。
危険な場所を避け、
溜まりやすいところはこまめに掃除をして、
この灰を身近なところから遠ざけてください。

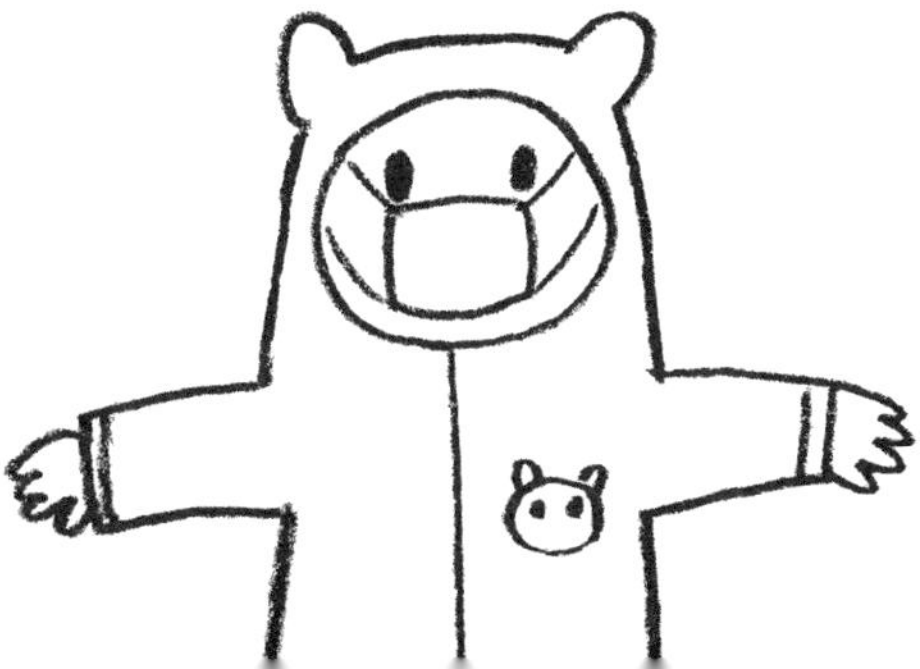

16 放射線量の数値、風向きはこまめにチェックする

今の福島には、事故6年後のチェルノブイリの汚染地よりも、たくさんの放射性物質が舞っている。チェルノブイリでは村人が未だに戻ってきていない、そんな土地に、今も福島の人が、大丈夫だからと住んでいること自体が本当に心苦しいです。

事故から2週間後の3月27日、郡山市で空間放射線量を計る機会がありました。福島市役所前の植え込み。その時の数値が毎時最大8・788〜最小1・797μ（マイクロ）シーベルト。私たちは目を疑いました。なぜならチェルノブイリ原発事故から6年経過して、私たちがベラルーシのゴメリ州の廃村で計ったときの数値は毎時0・5μシーベルト、立入禁止の看板の立っている森の入口は1μシーベルト。警報音が鳴って、恐くて奥まで計測に行けませんでした。なのに今、数値はチェルノブイリのほうが低いくらいです。

郡山の数値にどうしてこんなに幅があるのかというと、それは放射性物質を含んだいろんな風が四方八方から吹いていたから。だから線量は刻一刻変化していました。今日、線量が低くても、明日はわかりません。

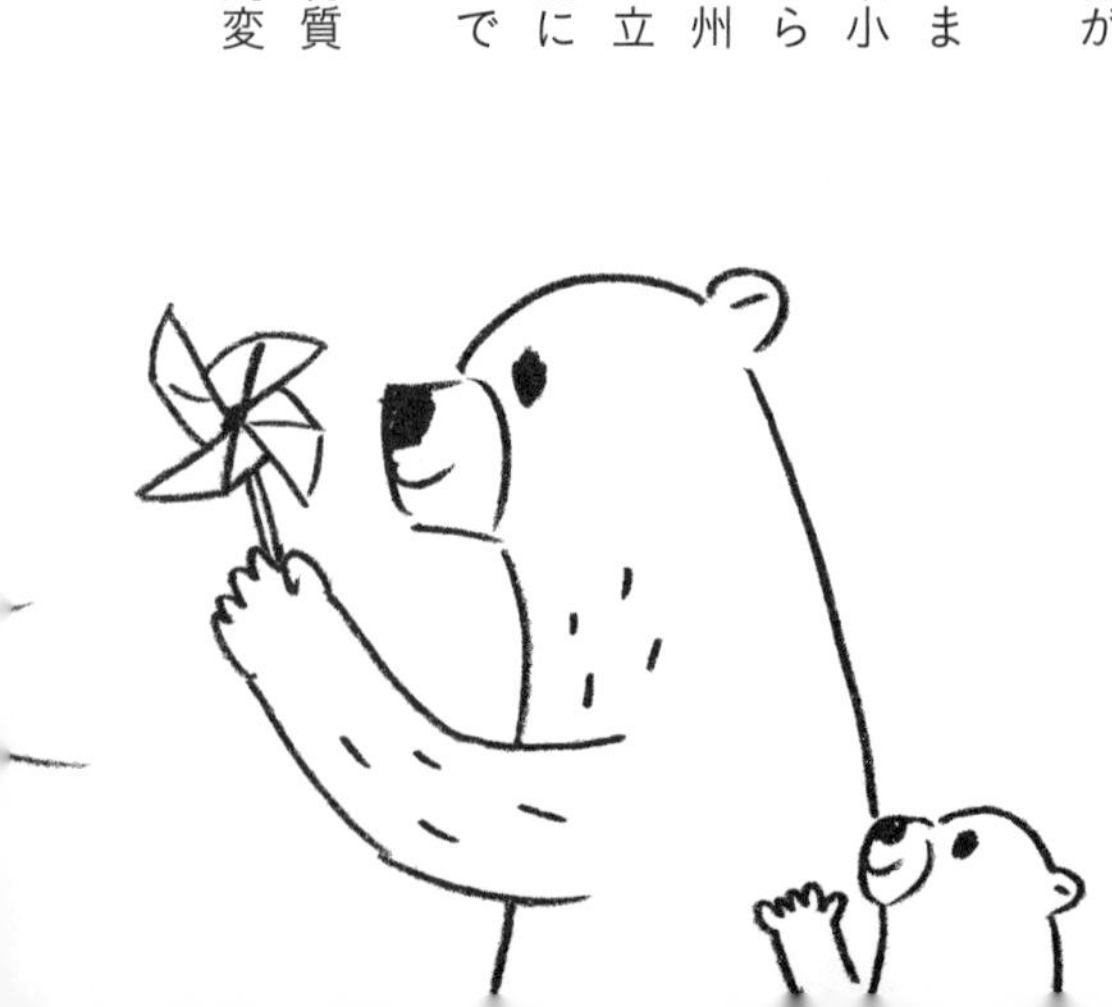

では、いったい放射性物質はどこまで飛ぶの？　みなさんも大変心配されたと思いますが、チェルノブイリ事故を経験したヨーロッパの国々では、１５００キロ圏内を想定に入れていると言います。10頁の汚染地図をご覧ください。チェルノブイリ原発から４００キロ離れた地域にもホットスポットがある。１００キロ、２００キロ離れていても、汚染値が高くて閉鎖された村がありました。福島原発から２００キロでもう日本海側に達し、８００キロで名古屋です。油断はできません。

　ですから、各地域の放射線量計測サイトや天気予報などを、毎日こまめにチェックしてください。当分の間は、風が強い日、自分の住んでいる街が風下になる日には、子どもの散歩は控えたほうがいいでしょう。

　線量の目安は、大人の被ばく総量年間１ミリシーベルト。これはベラルーシの科学者たちが譲れない線だと主張していました。体験的に。もちろん１ミリシーベルトまでなら安全、というわけではなく、限界。それに子どもは感受性が高いのでもっと低く、自然放射線量に近いほうがいいのです。

＊「ベクレル」は放射性物質がどれだけ放射線を出すかを表す単位、「シーベルト」は、人がその放射線をどれだけ浴びたかを表す単位です。だから大事なのは「シーベルト」。１０００μシーベルトが１ミリシーベルト、１０００ミリシーベルトが１シーベルトです。

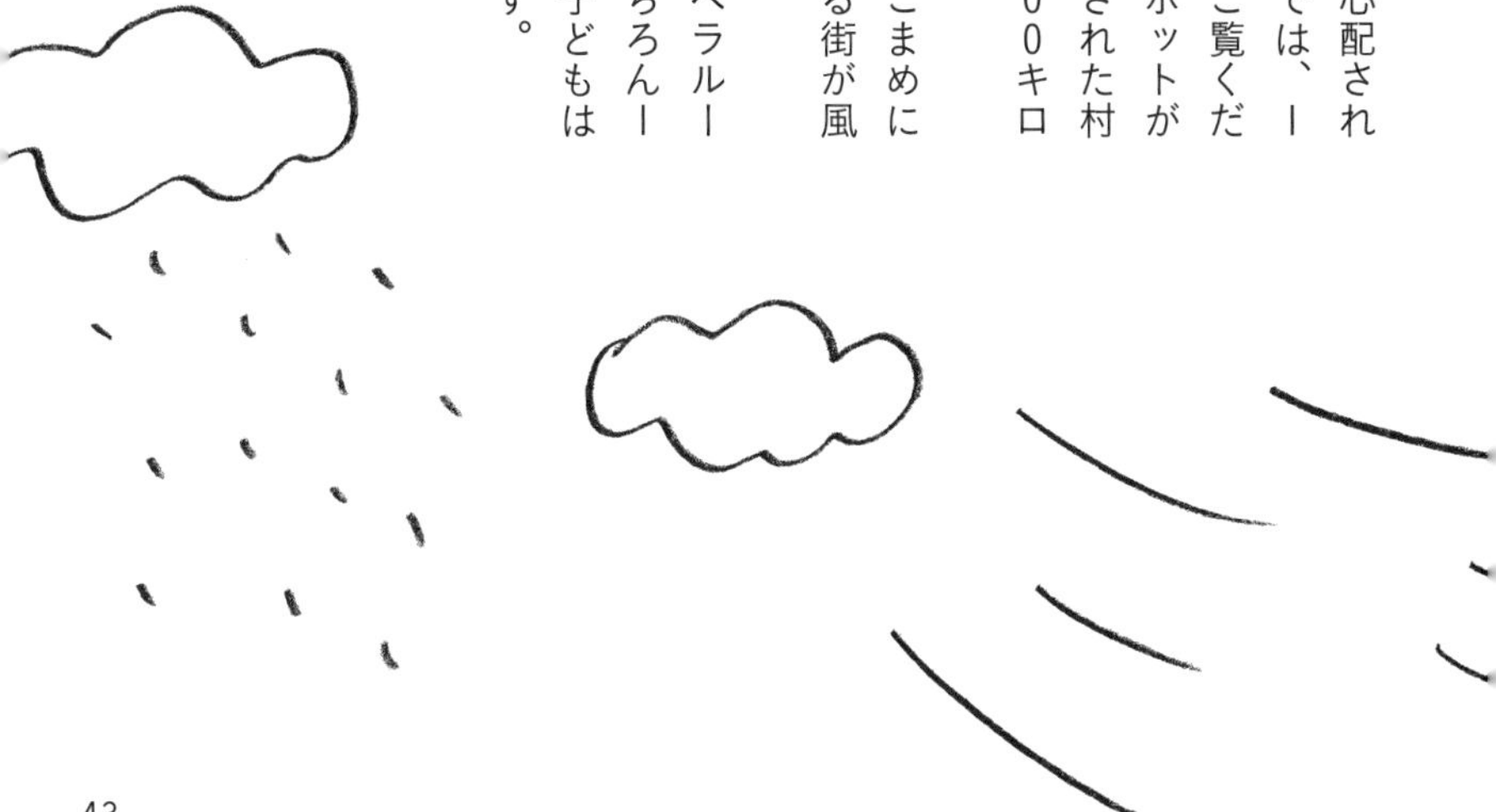

17 ガイガーカウンターで自分で計ってみる

放射線量は、自治体が発表するモニタリングの計測値と自分の家の周囲が同じとは限りません。自分で測定器を購入し、実際に子どもが遊ぶ公園に行って、子どもが遊ぶ地面から0～50センチの高さで計ってみるのがいちばんです。

そのとき注意したいのが、測定器の機種。最近、お母さんたちがネット通販などで購入している簡易式ガイガーカウンターは、GM管（ガイガー・ミューラー管）が多い。モニタリングポストなどで多く使われているのは、シンチレーション式といって、タイプが違います。

シンチレーション式は、放射線に反応して光を発する「シンチレーター」で計測する測定器。人体に影響を与える放射能のエネルギー（波長）そのものを正確に計れるので、精度の高いシーベルト表示ができる。それに対してGM管は、強い放射線が透過する回数を計測して、それに係数を掛けて換算して、シーベルト表示にしています。この係数は、原発や医療機関など、自然放射線に比べて人工放射線が高い場所を想定して設定されているので、そもそも低線量の場所では不正確になります。お母さんたちが「掃除しても家

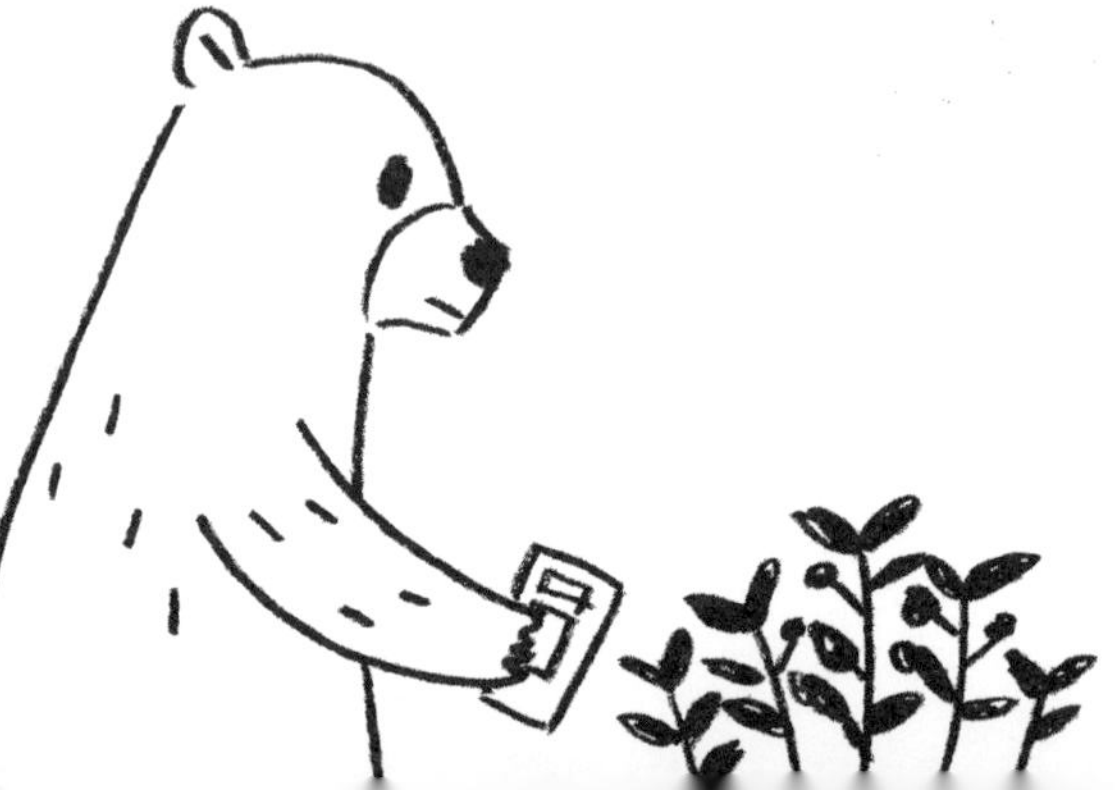

の中の線量が下がらない」と心配されるんですが、みなさんGM管のはずです。とくに室内でその差がはげしい。2～3倍高く出てしまう場合もあります。

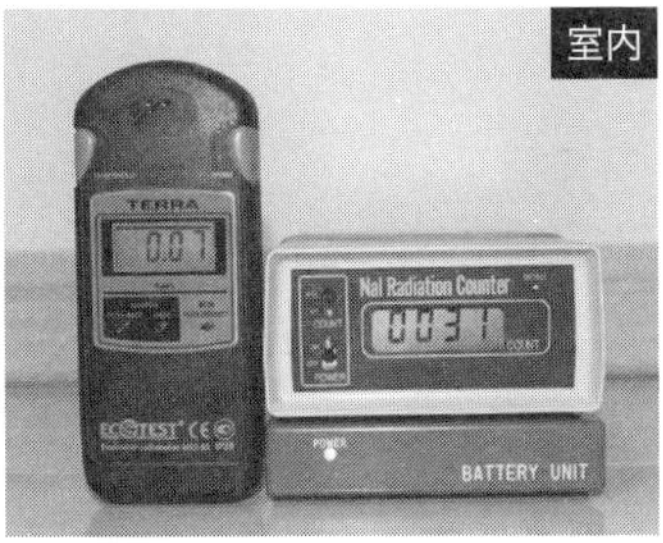

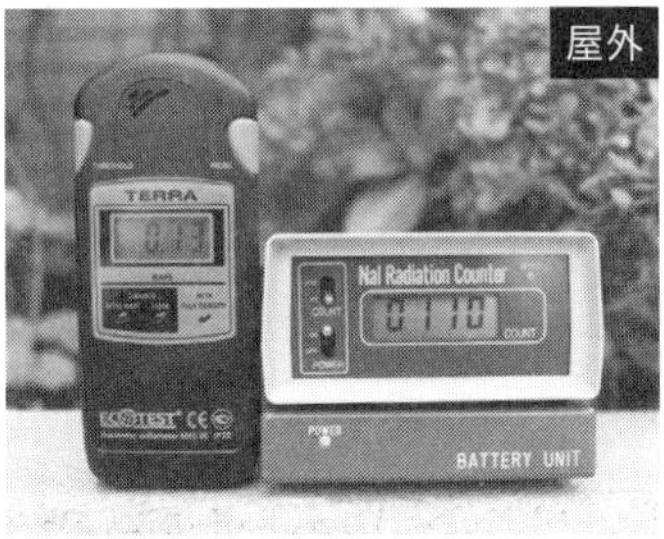

右がシンチレーション式（日本製、タウ技研「たんぽぽ」）、左がGM管式（ウクライナ製、ECOTEST社「TERRA MKS-05」）。
撮影日時：2011年8月31日6:00 ～ 7:00am
場所：東京都江東区森下。上はマンション10階室内、下は同マンション入口の植え込み
数値（室内）：左……0.07、右……0.031
数値（屋外）：左……0.13、右……0.110
屋外より室内のほうが、差が大きい。

「かけはし」では20年、シンチレーション式を使っていますが、タイプの違いを把握しておけば簡易式でじゅうぶんです。手軽に持ち運んでしょっちゅう計って、日々の放射線量の変化に注意して、数値が急に上がったら自分の判断で避難しましょう。

18 公園の植え込み、水たまり、芝生、砂場では遊ばせない

雨が降って放射性物質が集まる公園の水たまりは要注意。そして、アスファルトに比べて放射性物質を溜め込みやすいのが土や砂、ゴムチップ。とにかく近づかないこと、触れないことです。裸足で芝生の上や砂場を歩かせない、土をいじらせない。石をひっくり返して団子虫を探したり、泥んこのお団子を口に入れたり、という大好きな子どもたちの遊びも、安全が確認されるまではやめたほうがいい。

植え込みや木の根元、芝生にも注意が必要です。校庭で計測すると、グラウンドの真ん中よりも数値が上がります。これは、植物が放射性物質を吸収してくれているからなんですね。

福島原発から離れているからといって油断はできません。放射性物質の粒子が細かければ、それだけ遠くへ飛んでいく。チェルノブイリでは４００キロも離れた地域にもホットスポットが見つかりました。しかも、遠くに飛んだ粒子ほど細かいので、植物に吸収されやすい。関東や東北以外の地域でも植え込みや芝生などには注意してください。事故当時の死の灰が付着している可能性もあります。

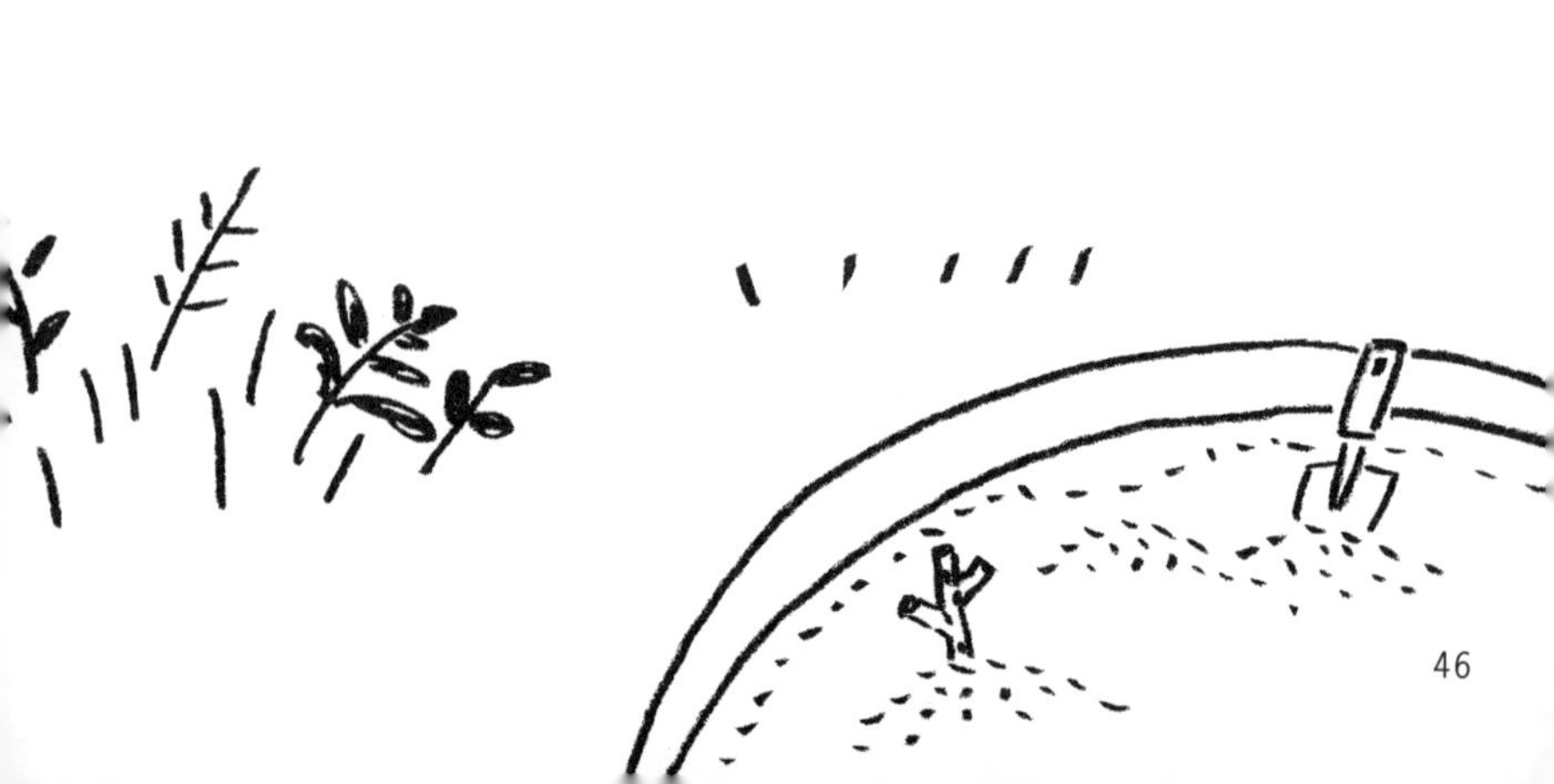

秋になると、黙っていれば子どもたちはドングリを拾ったり、枯葉を舞い上げさせたりして遊ぶでしょう。こういう遊びをさせないようにやさしく言ってきかせる一方で、大人たちは協力し合って掃除をしなきゃいけない。

掃除の際は、服装には細心の注意を払ってください。放射性物質が付着しやすい綿の服は絶対にNG。マスクをして合羽の上下を着て、キッチン用の厚手のゴム手袋をつける。足元にも靴を履いた上からビニールの袋で覆う。隙間があれば、ガムテープで止める。とくに女性は髪の毛に放射性物質が付いたら洗ってもなかなか取れないので、シャワーキャップなどをかぶるといいですね。

公園や庭を掃除して集めた枯れ葉や木の枝は、燃えるゴミにだしてはいけません。焼却すれば、めぐりめぐってまた放射性物質が降り注ぐことになりますから。東京都では、電話して放射性物質だということを伝えれば、回収して燃やさないでくれる区があります。もし、自分の住んでいる地域の意識レベルが低く、対応してくれない場合は、改善を求めていかなければいけません。

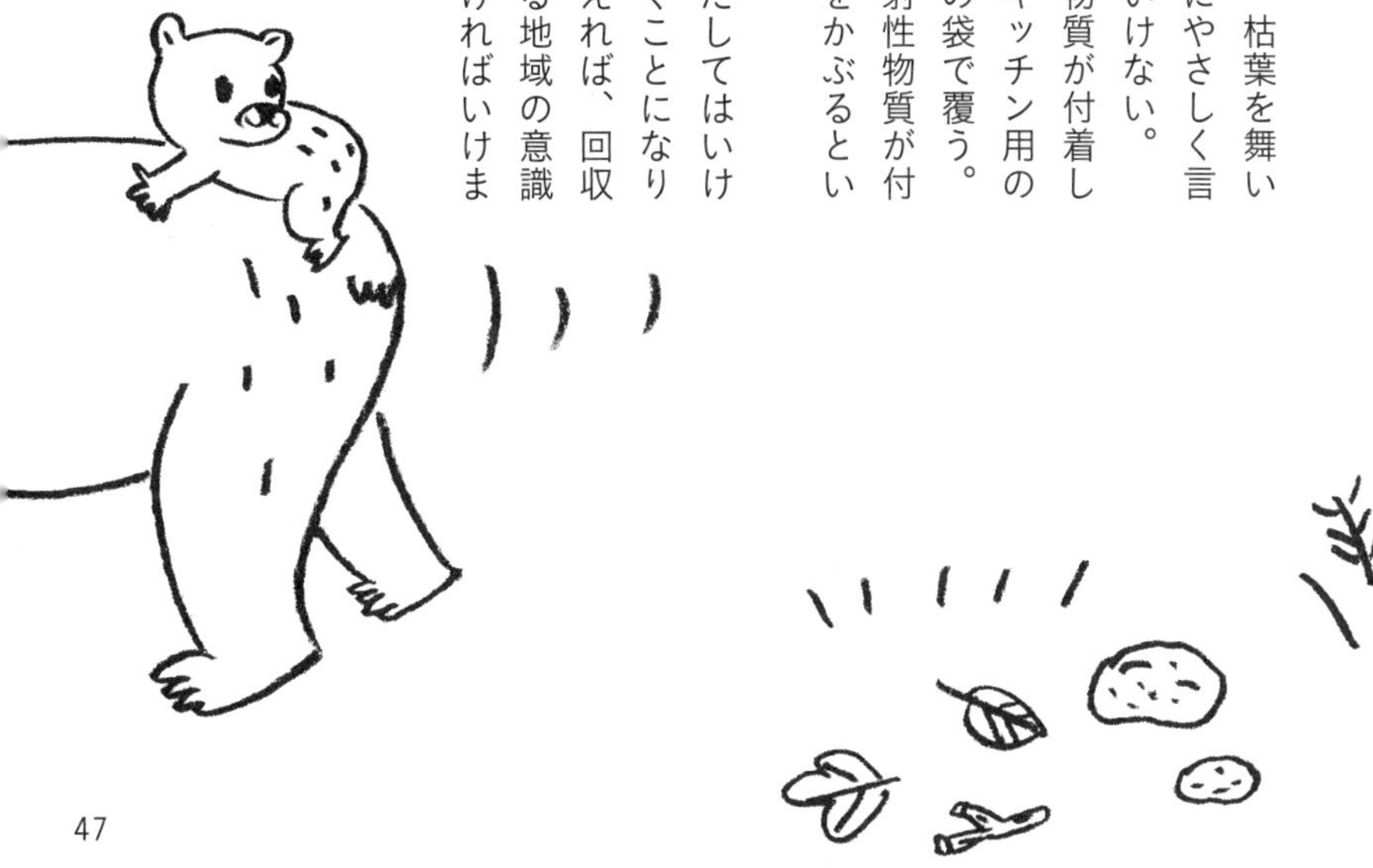

19 外出時にはマスクを使用

東大の先生（児玉龍彦教授）が、3月15日、福島原発から、熱量換算で広島の原爆29・6発分、ウラン換算で20発分の死の灰が空に放たれた、と7月27日に国会で発言してました。

これだけの死の灰が風に乗って飛んできた。あるいは降り注いで地面の土やホコリに付着する。こうした放射性物質を、鼻や口から吸い込まないように、汚染された地域ではマスクをつけてください。お母さんが習慣づけてマスクをしていれば、きっと子どもたちにも「お外に出るときはマスク」、とインプットされますから。周囲の人になにか言われても、自分を守れなければ子どもを守れないと決意してください。

皮膚からも放射性物質が入ります。特に傷から入っていく。ですから、小さな子どもの手足の傷は絆創膏などで覆ってあげる。髪の毛や頭皮に付着すると取れにくいので、髪の長い子には、とくに砂ぼこりの舞う日には、帽子もかぶせてあげてください。

帰宅したら、マスクを捨てて、手洗いうがいを忘れずに。風の強かった日は、すぐにシャワーを浴びたほうがいいでしょう。

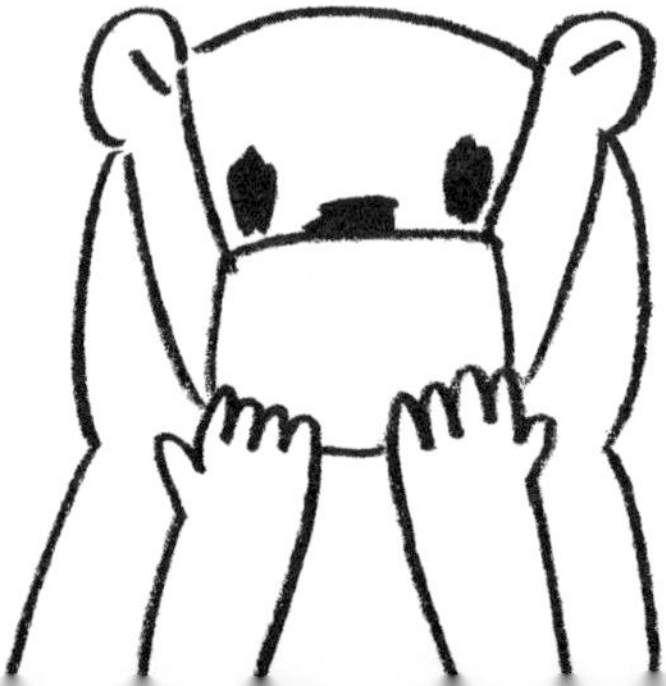

20 雨には濡れない

関東の土の汚染は3月21日の雨からはじまったと言われています。今、報告されている各地のホットスポットも、おもに空気中の放射性物質を含んだ雨がもたらしたものです。雨が降ると放射能値が上がります。

ですから雨をじかに浴びることを、私たちはとにかく避けなければいけません。雨の日は合羽の上下。小さい子は足元まで覆うワンピースタイプの雨合羽を着せる。そして、学校や園に着いたら自分で拭けるようにタオルを持たせる。

雨の日でも濡れながら練習しているサッカーや野球などの少年チームや、体力増強のためにと言って雨の日でもお散歩させている保育園は、死の雨を子どもたちに浴びさせていることを知らないだけなのです。そんな我慢比べは不毛です。雨の日は練習を休ませるか、父母会で、しっかり監督さんと話しあうべき段階に来ています。子どもの将来の夢を台無しにしてしまわないために。

もし雨に濡れてしまったら、まずお風呂に入れて洗い流してあげてください。

21 洗濯物は外に干さない

風の強い日は窓を開けない。これは家の中に放射性物質を入れないために、まず気をつけなければいけないことです。普段でもなるべく閉めておくに越したことはないのです。

放射線量が高い地域では、換気口にマスクなどの素材をガムテープで止めて目貼りするなど、工夫しだいで風の侵入を防げます。どうしても窓を開けて換気したいときは、風のない日を選ぶこと。

家の中でいちばん線量が高いのは、窓の付近です。ですから、カーテンはこまめに洗ってください。これをやるかやらないかで線量がずいぶん違います。

洗ったカーテンは、そのままカーテンレールにかけておけばいいので、以前よりこまめに洗うといいでしょう。同様に、普段の洗濯物も部屋干しを心がけてください。衣服の繊維は放射性物質を吸着しやすいですから。臭いが気になるなら、部屋干し用の洗剤を使うなり、扇風機で風を当てるなり、工夫が必要になってきます。

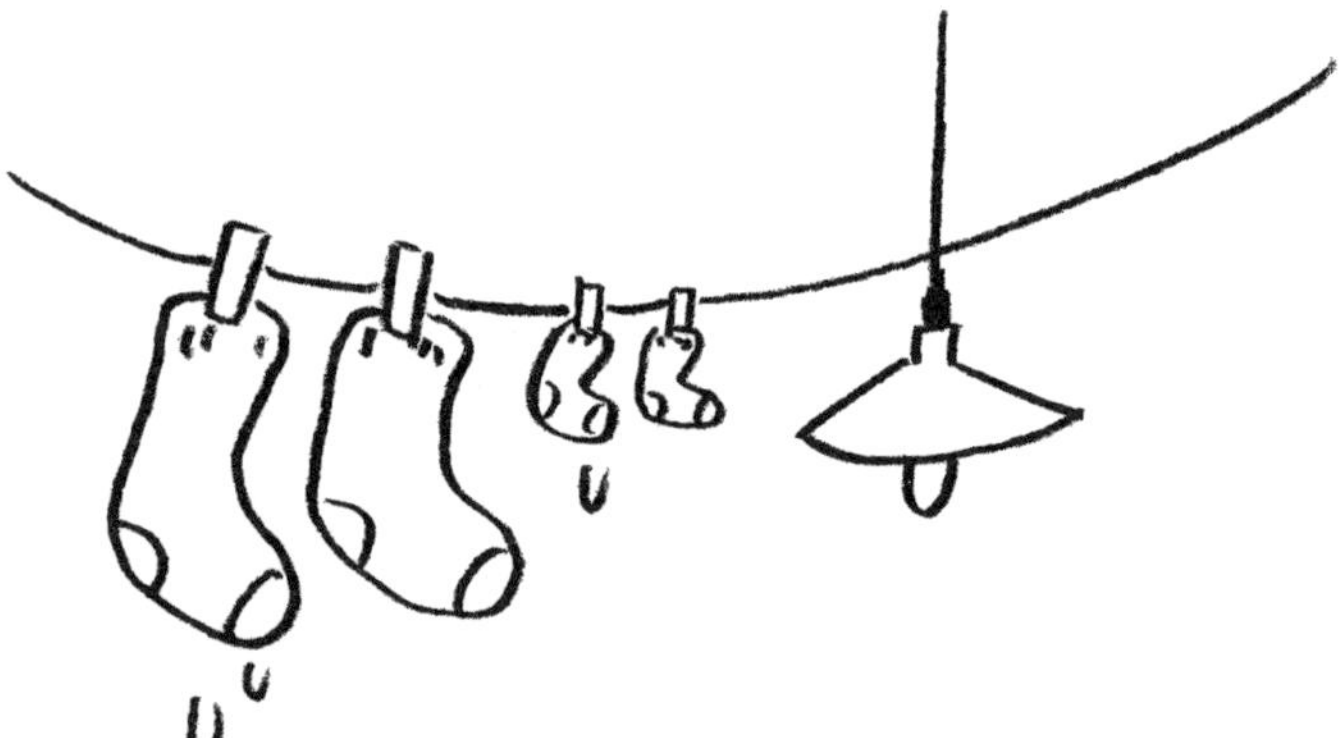

22 こまめに拭き掃除をする

家の中で、窓の次に放射性物質が溜まりやすいのが、人が出入りする玄関と居間です。ここを徹底的に。チェルノブイリでも、掃除がゆき届いている家の中は、放射線量は高くありませんでした。

床はこまめに拭き掃除してください。その際、乾拭きではなく水拭きを。私は、自然界に常在する菌のバランスを整えるＥＭ菌（コラム参照）を床に噴霧しながら拭き掃除しています。

壁も箪笥も、とにかくなんでも拭くこと。居間の中でもとくにカーペットや布製のソファなどは放射性物質が付着しやすい。もし可能なら、ときどき水洗いしてください。

玄関はどうしても、靴に付着した放射性物質が溜まりやすい。これを防ぐには、玄関先に泥落としを置いておくといいですね。子どもたちの泥んこは、まずこれで落とすように習慣づけたほうがいい。それでも靴のゴム底に付着した放射性物質はしみこみやすく、普段履きの靴は、長く履かずに安いものを頻繁に取り替えていったほうがいいと思います。

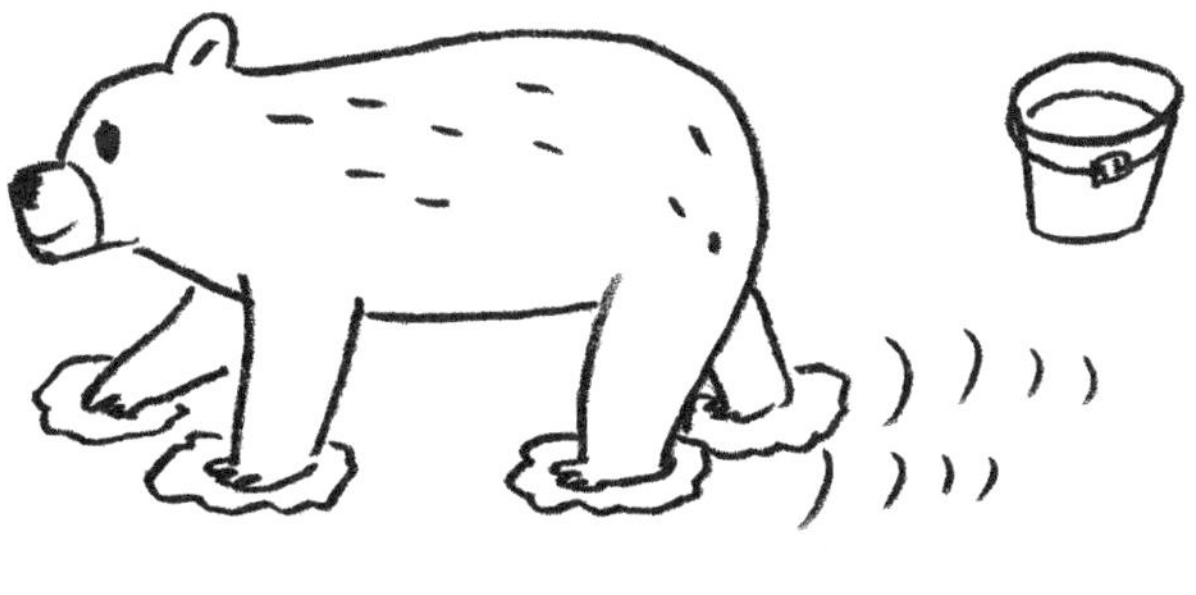

コラム 3

EM菌との付き合いかた

　人間の体は有用な微生物に包まれています。だから免疫力を維持できる。ところが今は放射能汚染によりこの微生物バランスが崩れている。こうした常在菌のバランスを整えるのに有効なのが、ＥＭ(Effective Microorganisms)菌。乳酸菌、酵母、光合成細菌など安全で有用な微生物を共生させた多目的微生物資材です。

　ベラルーシの科学アカデミーの科学者は「取るに足らない放射線が影響を与える」と、核爆弾のような線量ではなく低線量の被ばくが恐ろしいのだと、はっきり言っていました。その対策としての彼らのオーダーは、「自然由来のもので抵抗力を上げるもの」。

　世界中からこれは効くという薬がすばらしいデータと共に寄せらましたが、一向に効果が出ない。なぜなら、放射性物質を吸着する強い化学物質があったとしても、それを使っても肝心の大地や人間が強い副作用に堪えられないからだと説明されました。

　そんなとき私たちが出会ったもののひとつがＥＭ菌でした。これを家畜飲料に混ぜると排泄物の匂いが消え病気が減り、撒くと植物が元気になる。

　放射能汚染で環境が酸化してくると、小さな虫から減りはじめ、しだいに私たちの皮膚の常在菌も減ってきて、皮膚のトラブルなどが起こってきます。なので、ＥＭ菌を拭き掃除やお風呂に使用することをお勧めしています。自分で培養して増やせるところも気に入っています。

　私たちは約8年がかりで、ベラルーシ政府の許可を得て、ベラルーシにＥＭ菌の生成物(菌をのぞいたエキス)を援助してきました。

　「自然由来のもの」という科学者たちの言葉は痛かった。彼らこそ汚染地帯に極秘で調査に行かされ発病の恐怖と闘っていたからです。日本は自然の層が豊かです。あっと驚く成分が明日、発見されるかもしれない。絶対あきらめない！　と私は奇跡を祈りつづけています。

23 激しく体力を消耗させるスポーツはほどほどに

身体の抵抗力をあげる！　先に言ったように、これが放射能汚染に立ち向かうための大前提です。そのためには、体内酵素の浪費を極力抑え、酵素貯金を温存しておく。

だから、汚染された地域で、サッカー、野球、バレー、マラソンなど、激しく体力を消耗するスポーツをしているお子さんで、「身体がだるい」「アレルギーが悪化してきている」という場合は黄色信号です。急激な眠気が襲ってきたときは、とにかく身体を休め、体力の温存、回復に努めること。大人の場合も、無理をすると酵素の浪費につながります。ゆっくりとした有酸素運動、散歩や太極拳などをお勧めします。

酵素がなくなってくると、抵抗力が低下して、突然死、持病の悪化、体温低下、便秘など、さまざまな不調が起こるという学説も出ていますから、注意が必要です。

たとえば、酵素風呂などは、身体を温め、抵抗力のアップにつながります。関東圏などには結構あるはずですから調べてみてください。

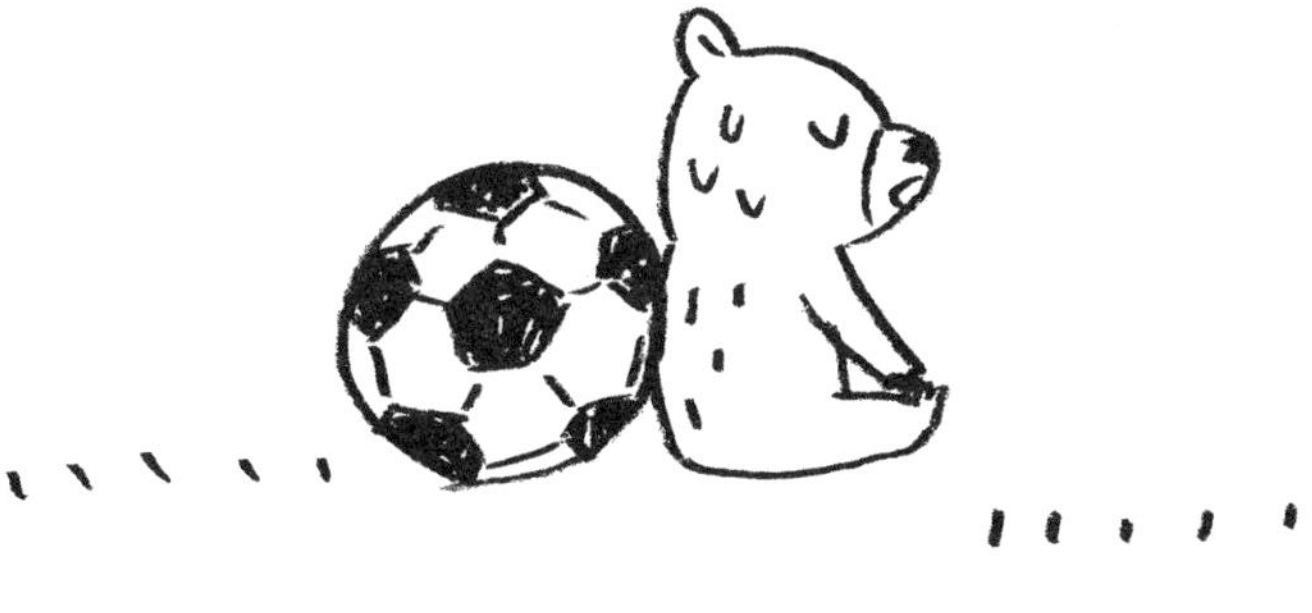

24 家庭用の堆肥は要注意

すべてを汚染されていない食材で揃えようとすると、すごく大変です。関東あたりでは、窓辺の鉢植えで野菜を自家栽培することでも、ずいぶん家計を助けられるし、なにより安心。プチトマトだとかインゲンだとか。小ねぎやハーブ類、そういった小物なら、季節を問わず作ることができるものです。

だけど、そこで気をつけなければいけないのが、家庭園芸用の堆肥です。今、放射能汚染された堆肥や土が全国のホームセンターに出回り始めています。こういうことを知らなければ、汚染された地域にいなくても、買ってきた汚染堆肥を家庭菜園に敷き込んで、汚染された野菜を作って一生懸命子どもに食べさせる。そういう事態も、十分に起こりえます。

チェルノブイリで印象的だったのは、「私たちは関係ないと思っていた」人がずいぶん被害にあっていたこと。関心がないから逆に無防備に汚染されたものを取りこんで、そして不幸の連鎖に入っていく。

興味がない人ほど、そういうことが起こりかねない。牛肉のように直接的に口に入るもの以外にも、汚染されたものが全国に流通する可能性があることを忘れないでください。

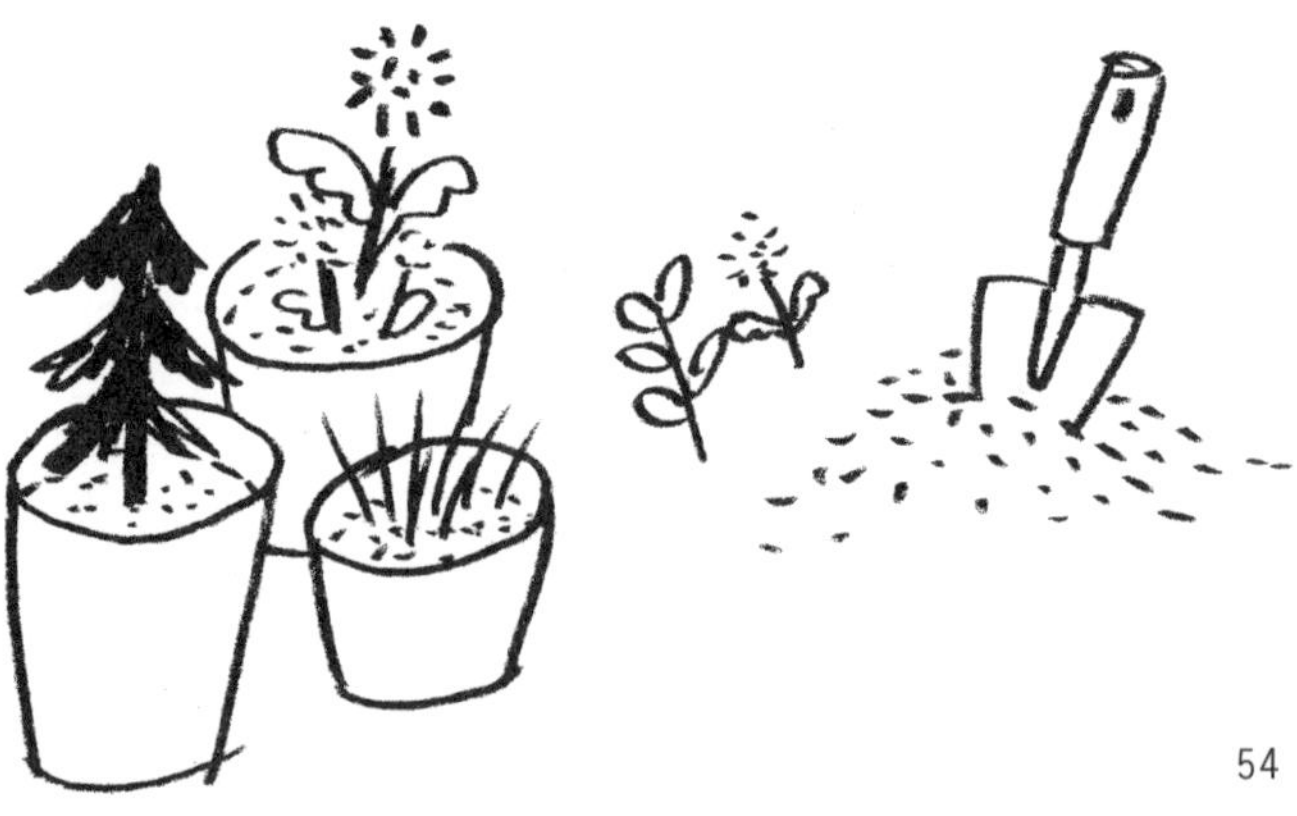

25 給食が不安なら弁当にする

関東のお母さんたちが、一人で校長先生のところに行って、給食が不安だからお弁当を持たせたい、と直談判して却下されたという話をよく聞きます。そんな自由もない国だったか、と多くの嘆きの声が聞こえました。学校は「国がやってるから安全」、と言っていたけれど、セシウム汚染牛を日本中で食べてしまった。このお母さんの心配のほうが正しかったのに。今や誰も責任さえ取れないでしょう。

ならば、今はお母さんたちの力で自衛する自由を認めてあげるべきだと思います。一人で校長先生とお話しするのはどんなに勇気がいったことでしょう。しかし、その母の愛がわからなければ、学校現場は変われない。

お母さんたちも一人ぼっちで悩まずに、大変だろうけれど、仲間を見つけてください。産地の開示、給食食材の放射能汚染チェックなど、文科省がやれていないことがたくさんあります。小学生の尿からセシウムが出るなど言語道断。学校全体で検査をすべきです。「安全だ」と言ってきた責任をとるというのはそういうことです。

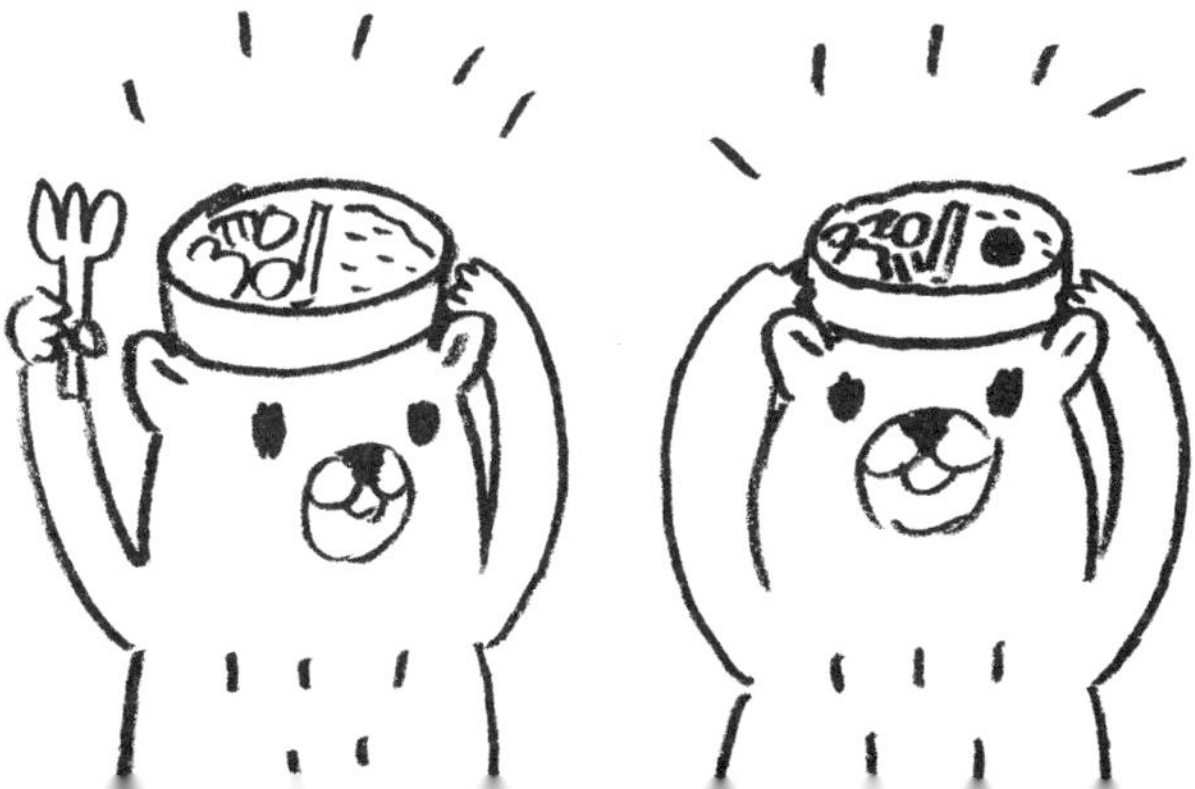

26 雨ざらしのプールには子どもを入れない

さまざまな日本の膿が本当の姿をさらしています。安全よりも値段の安さを優先させる食品流通だけじゃない。組織の論理を優先させる学校もまた例外ではありません。

プール開きを目前に控えた関東圏のお母さんたちは、学校への不信感を口々にこぼしていました。それは、子どもたちに去年の秋から雨ざらしになっているプールの底の泥の中でヤゴ捕りをさせ、さらにプール掃除をさせるという無謀な学校行事についてでした。事故前と同じことをやって、平静を装うことに、なんの意味があるのでしょう。

「大丈夫でしょうか？」と訊かれても、そんなの大丈夫なはずがない。その泥に放射性物質が溜まっているかもしれません。学校の守備範囲を超えて、検討会をつくらなければ事故に対応できない事態に来ているのです。

今でも福島原発から放射性物質が出つづけています。その放射性物質の入った雨が降り込むプールに子どもたちを入れるという。生簀の魚のほうが海の魚よりも汚染値が高かった例もあります。

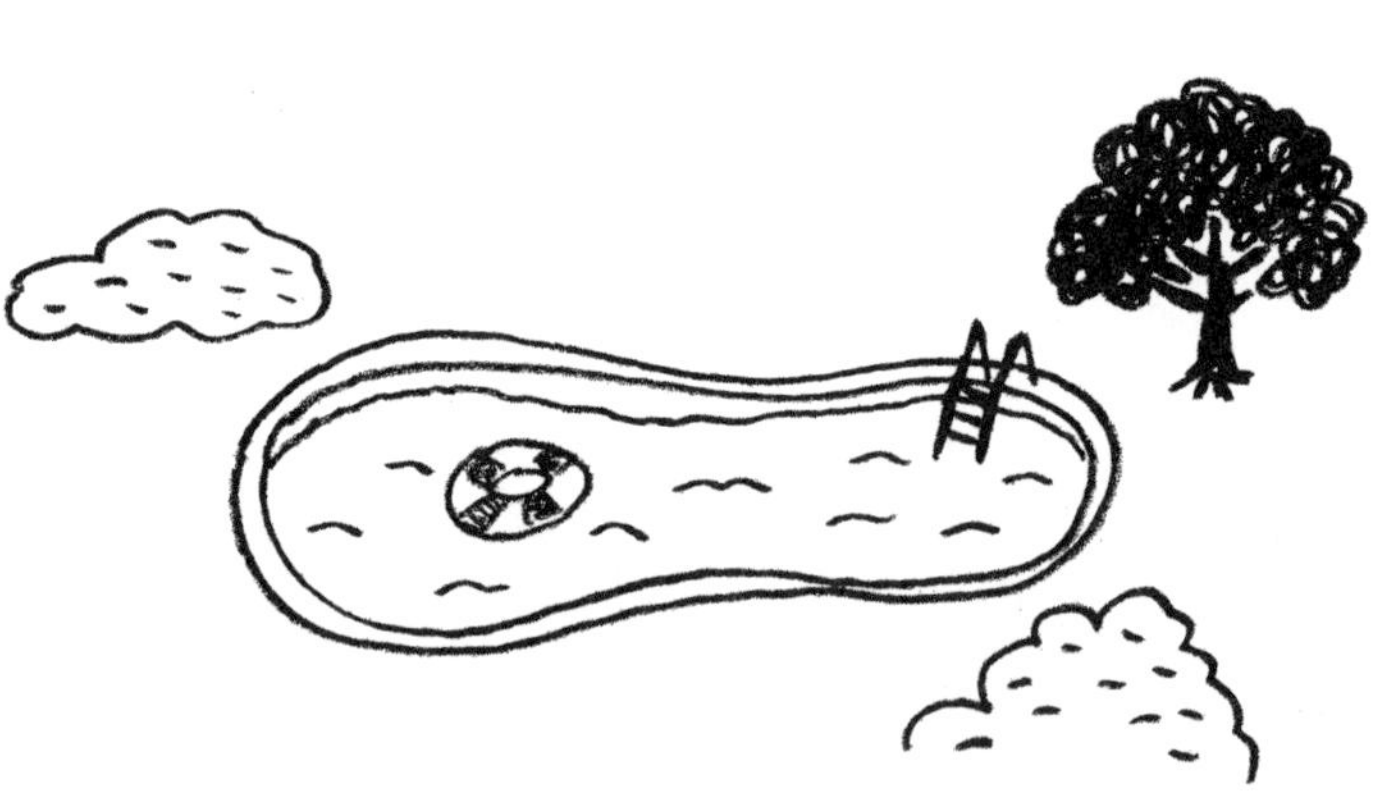

27 早寝・早起きをする

広島で被爆した肥田舜太郎先生に先日お会いしました。広島・長崎の原爆投下後に入市して、身体がだるいなどの症状を訴える人がたくさんいらっしゃるのですが、肥田先生はその「原爆ぶらぶら病」の研究をされている医師です。94歳でとてもお元気。私たちが主催する医療相談会でお話ししていただきました。

肥田先生がおっしゃるには、生活リズムを整えることが大事。早寝早起き、朝昼晩の食事の時間をきっちり決める。タバコはすわない、暴飲暴食をしない。ストレスをためない。適度な散歩をする。ちゃんと検査をうけて初期のうちに異常を発見してもらうということをアドバイスしてくださいました。

都会は夜遅くまで営業するお店も多いし、子どもたちの就寝時間も遅い家庭が多い。大人でも遅くとも夜10時には寝たほうがいい。人の体は夜10時から朝までの間に、新しい細胞をつくっています。なのに私たちは、自然の一部ということを忘れて好きかってに寝起きしてきた。自然界に合わせる謙虚さと反省が必要なときですね。

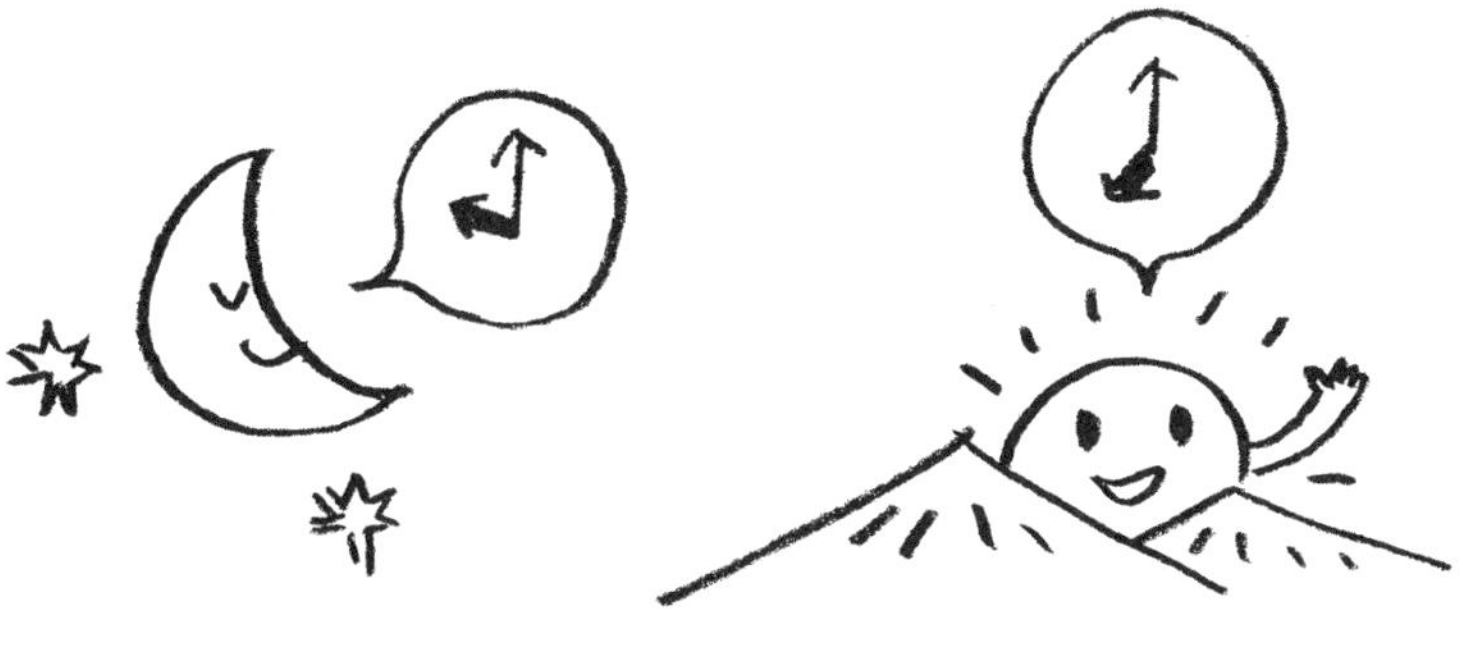

28 1ヶ月の転地療養で、放射性物質は抜けていく。心のために数日でも効果あり

私たちは19年間にわたって保養運動を続けてきました。汚染された地域に住んで汚染された食べ物を食べている子どもたちを1ヶ月間、ホームステイ形式で預かって普通の日本の子どもたちと同じように生活してもらう。

たった1ヶ月のこの保養で、見違えるほど元気になる子どもたちを私たちは見てきました。ベラルーシの子どもたちは、放射線被ばくによる甲状腺障害で目の下にくっきりとクマがあるんです。それが帰国する頃には、きれいにすうっと消えている。人相が変わってるんです。

これは、汚染された土地から離れ、汚染のないものを食べることで、「DNAの修復スピードが速く」なることと、「体内の放射性物質が排出される」からです。新たに放射性物質が入ってこないから、体内の汚染は減ってゆきます。さらに、メンタル面でリハビリされることで、総合的に身体の抵抗力は上がります。

30日もすると、子どもの体の中の放射性物質が抜けていく。理想は45日く

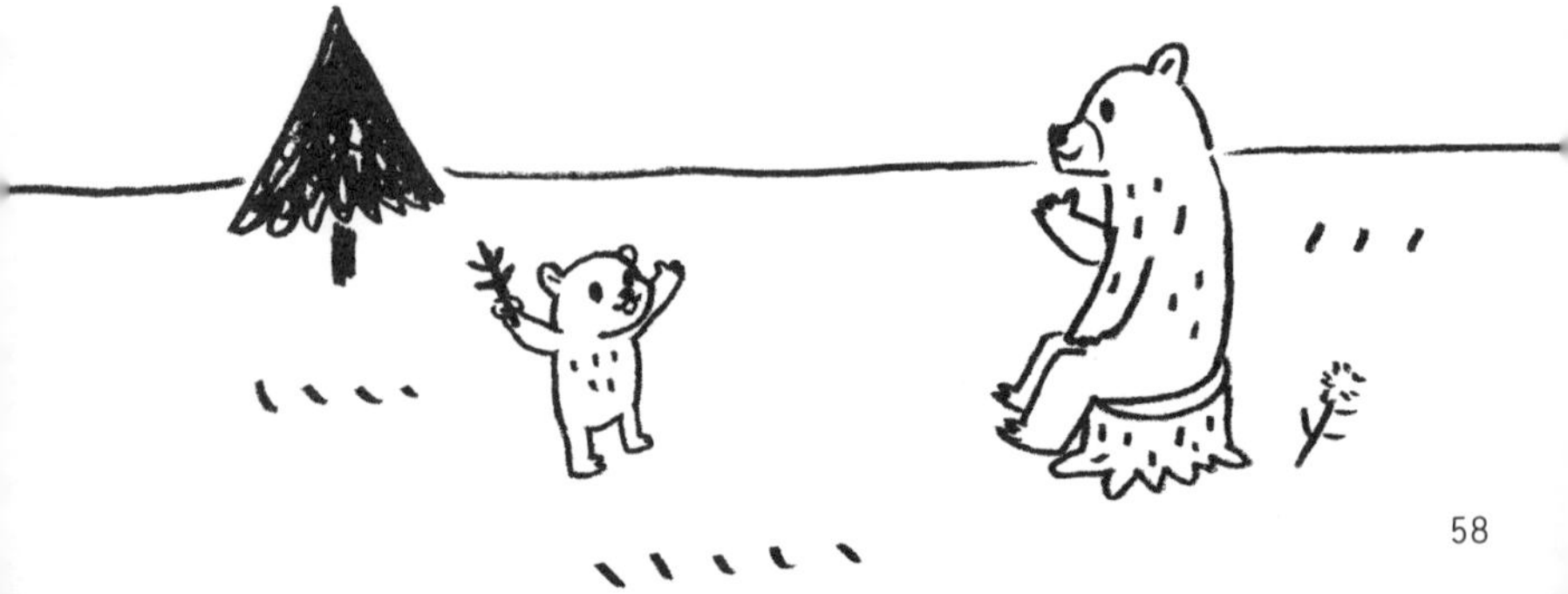

らい。安定した抵抗力をつけるために。ちなみに大人は１００日くらいと言われています。子どもは被ばく症状が早くあらわれるけれど、新陳代謝も早いので、排出されるのも大人より早いのです。

　転地療養は数日でもメンタル面では効果があります。移住したいけれど、移住できないと悩むお母さんたちから相談を受けることが多い。そんなとき「しばらくの間でも遠くの土地に離れてみたら？　ほんの2、3日のリフレッシュ旅行だっていいんだから」とアドバイスさせてもらいます。汚染されてない食べ物を食べて、汚染されてない土のうえで思いきり遊ぶ。そんな子どもたちの笑顔を見て、お母さんもストレスから解放される。それがとても大事です。

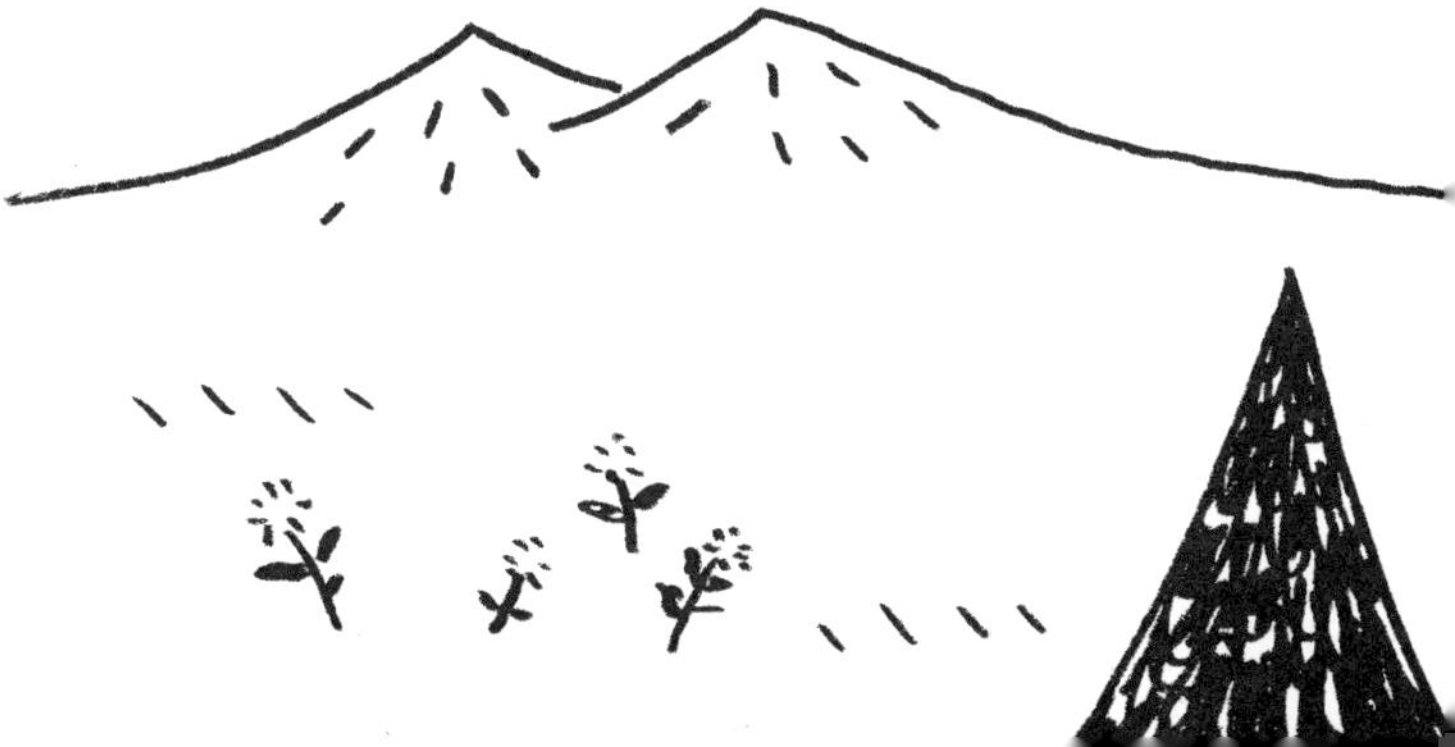

29 子どもの症状の記録をつける

関東圏のお母さんたちが、鼻血が出る、喉が痛い、下痢が止まらないからと、お医者さんのところに子どもを連れて行っても、「風邪でしょう」「神経質」と言われてしまう。でも、お母さんたちからすれば、いつもの風邪とは様子が違う、こんなに鼻血出したことなかったのに……、とますます不安を抱えてしまう。

そんな相談が事故以後に相次ぎ、私たちは、肥田舜太郎先生をはじめ5人の先生方に協力を仰ぎ、東京と千葉で6月はじめに「医療相談会」を行ないました。予め用意した問診表に事故以後の子どもの体調を記入してもらい、先生たちの診察を受け相談するというもの。

そのとき多かったのが鼻、口、喉の痛みと下痢。汚染されたものが体の中に入ったら、真っ先に放射線の照射を受けるのが粘膜。だから鼻、口、喉、胃腸の粘膜に異変が起きる。ほかにも、頭痛、目のかすみ、アレルギーの悪化、湿疹の増加、咳や痰など。共通項は、3月14日の爆発の翌日、死の灰が関東圏に降り注いだ15日に鼻血を出した子どもが多いということでした。

20年前にも私たちは、ベラルーシでお母さんたち100人以上に聞き取り

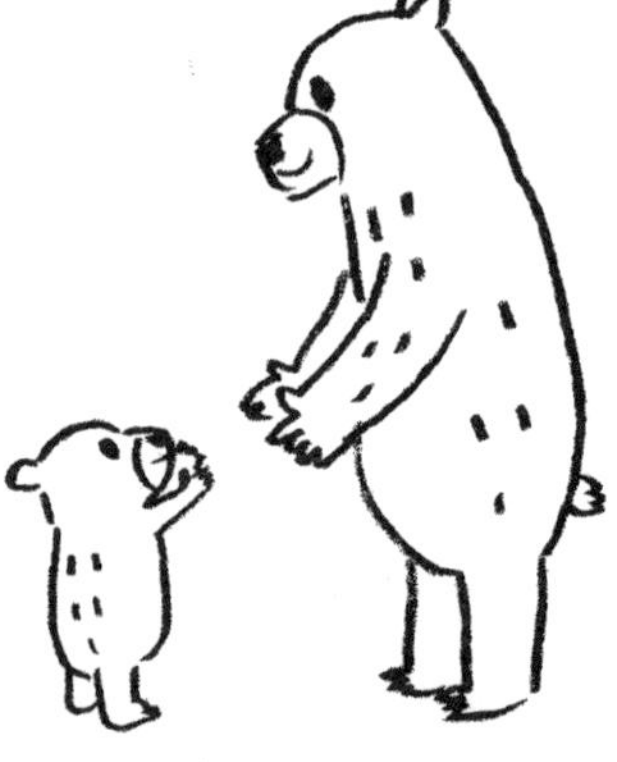

調査を行いました。その結果、よく言われている甲状腺のトラブル以外にも、さまざまな症状があることを改めて認識しました。

　チェルノブイリの子どもたちに特徴的だったのは、この段階で血液検査をしてもさして異常が出てこないということです。原爆ぶらぶら病も同じだとお聞きしました。疲れやすい、疲労感というものを、数字で証明できないのです。しかも薬で症状を止められない。

　医療相談会に集まった子どもたちの体調不良は、そのどれをとっても、チェルノブイリの子どもたちの症状に重なってしまう。現代医学ではこれを放射能のせいとは断定できないが、なにか異常事態が起こっている。先生方は口をそろえて、そうおっしゃっていました。

　まずは気になった子どもたちの症状を書きとめておいてください。いつ、どこが、どうした、と。鼻血もどっちの鼻の穴から、どんな頻度で出たかまで。

　そのとき、どこにいてなにをしていたか、と生活の記録をつけることも忘れないでください。簡単な日記でいいんです。子どもたちの日々の体調を記録する。そのうえで、お医者さんに診てもらってカルテに残してもらう。

「医者にこんな的はずれと思われることを言われた」という記録も、後で役にたつそうです。

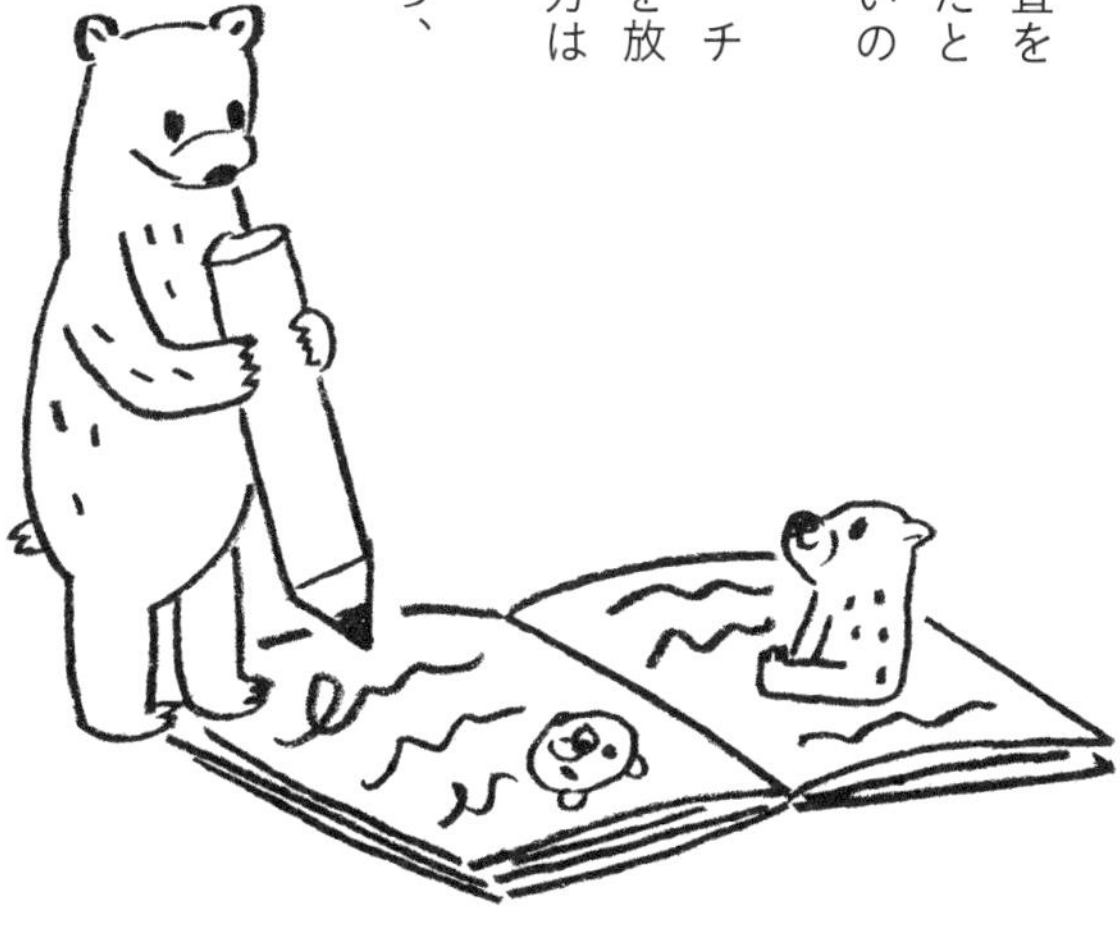

医療相談会を東京（中野）、千葉（柏）で行いました。その際、事前にお母さんたちに記入して持ってきてもらうようお願いした問診表です。私たちが15年前にチェルノブイリで100人以上のお母さんたちに聞き取り調査を行ったときの経験を元に、作成しました。
左側の絵で具合の悪くなった身体の部位を、右側の時間軸で症状の出た期間をチェックするというもの。「チェルノブイリへのかけはし」HP（http://www.kakehashsi.or.jp）からダウンロードできますので、子どもたちの症状を記録する際の参考にしてみてください。
医療相談会は今後も続けていきたいと思っています。実施予定は同HPで告知します。

●症状の出ている期間に線を引いて、症状をお書き下さい。

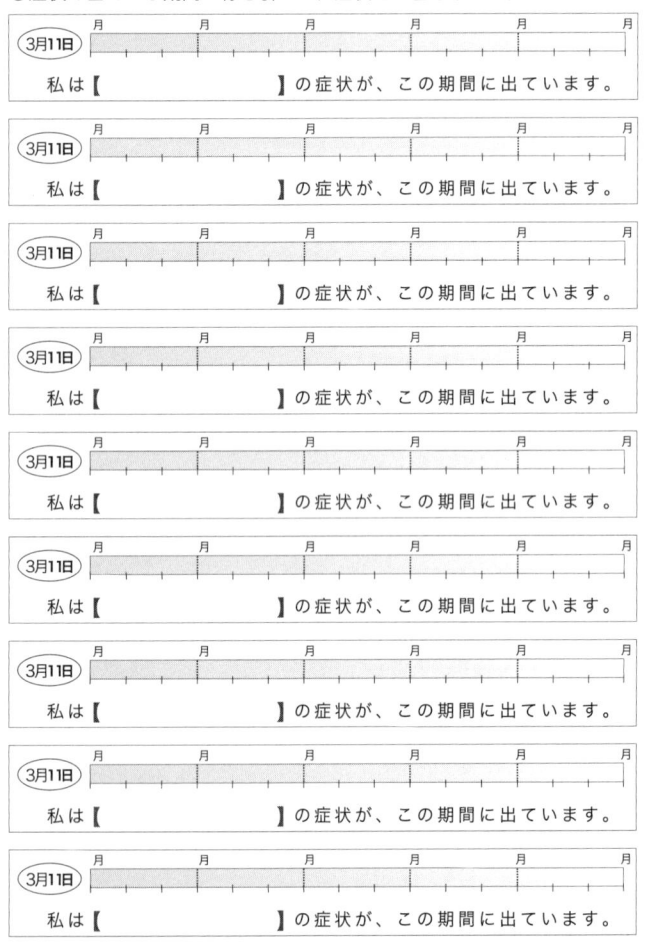

3月11日　月　月　月　月　月　月
私は【　　　　　　】の症状が、この期間に出ています。

3月11日　月　月　月　月　月　月
私は【　　　　　　】の症状が、この期間に出ています。

3月11日　月　月　月　月　月　月
私は【　　　　　　】の症状が、この期間に出ています。

3月11日　月　月　月　月　月　月
私は【　　　　　　】の症状が、この期間に出ています。

3月11日　月　月　月　月　月　月
私は【　　　　　　】の症状が、この期間に出ています。

3月11日　月　月　月　月　月　月
私は【　　　　　　】の症状が、この期間に出ています。

3月11日　月　月　月　月　月　月
私は【　　　　　　】の症状が、この期間に出ています。

3月11日　月　月　月　月　月　月
私は【　　　　　　】の症状が、この期間に出ています。

3月11日　月　月　月　月　月　月
私は【　　　　　　】の症状が、この期間に出ています。

コラム 4

症状を書きとめておこう

チェルノブイリからの問診票

問　　診　　票	H23 年　　月　　日

お名前

生年月日　　年　　月　　日（　　）才　男・女

あてはまるものに丸をつけてください。

高熱を出した（　　）度　　微熱がある（　　）度

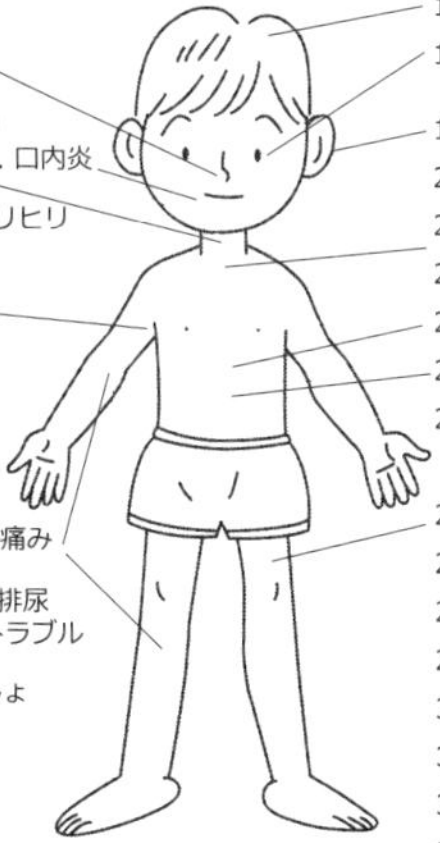

1. 頭痛
2. めまい
3. 鼻血（右 , 左）、鼻水（　　色）
4. 首（つけね , リンパ , かたまり）
5. 甲状腺のはれ
6. のど（チクチク , イガイガ , ヒリヒリ 赤くないのに痛い）
7. リンパのはれ
8. 吐き気 , 嘔吐
9. むかつき
10. 不眠
11. 精神不安
12. 集中力がない
13. 物が覚えられない
14. 頭がボーッとする
15. 突然の眠気
16. 突然の脱力
17. 髪の毛のぬけ
18. 目の異常（はれ , かゆみ , ヒリヒリ , 熱くなる）
19. 耳鳴り
20. 目の下にクマが出る
21. せき（長く続く、喘息様）
22. たん（　　）色 , 続く , からむ
23. 腹痛 , 胃の上部の痛み
24. 下痢（　　）日ぐらい
25. 心臓病
26. 傷がなおりにくくなった
27. アレルギーの悪化
28. 皮膚のトラブル
29. 湿疹が出た
30. 湿疹が消えない
31. 雪焼け様の日焼け
32. 皮膚ヒリヒリ , つっぱる
33. 服の上からに日焼け
34. 口内炎
35. 関節の痛み
36. 肝臓 , 排尿 膀胱トラブル
37. おねしょ

♫他に気がついたことを書き込んで下さい。

♫既往歴

※お名前住所などの個人情報を公開することはありません。

あなたのお住まいの郵便番号をお書き下さい。〒

2011年　月　日 診察場所：　　メールアドレス：

チェルノブイリへのかけはし

30 定期的に訪れる ホームドクターをつくる

症状はたしかに出ているのに、原爆ぶらぶら病と同じで、血液検査ではたいして異常が出てこない……。肥田先生はこうおっしゃっていました。何事がなくても、毎年ちゃんと同じ病院にかかって健康診断を受けること。お母さんが気にしてあげて、いつものお医者さんとつながっていれば、なんらかの症状が出たとき、早く発見することができるから、と。

ただ、誤診には注意してください。いちばん危険なのは、内部被ばくが原因で下痢をしているのに、抗生物質を投与されているケースです。効かないから、どんどん強い抗生物質になっていく。そうすると腸内細菌が著しく減少して、体本来の抵抗力をなくしてしまう。

心当たりはありませんか？　この場合は即刻、医師をかえてください。あなたと子どもの話をよく聞いてくれる、長くおつきあいできる医師に。

最後に。事故から半年が経過し、血液に異常が出てきている子どもたちの話を聞くようになりました。鼻血が続いている、紫斑が出ている、子どもがいつもと違う、何かおかしいと思ったら、血液検査（血球分類）をしてもらってください。一つの病院で断られても、あきらめないで。

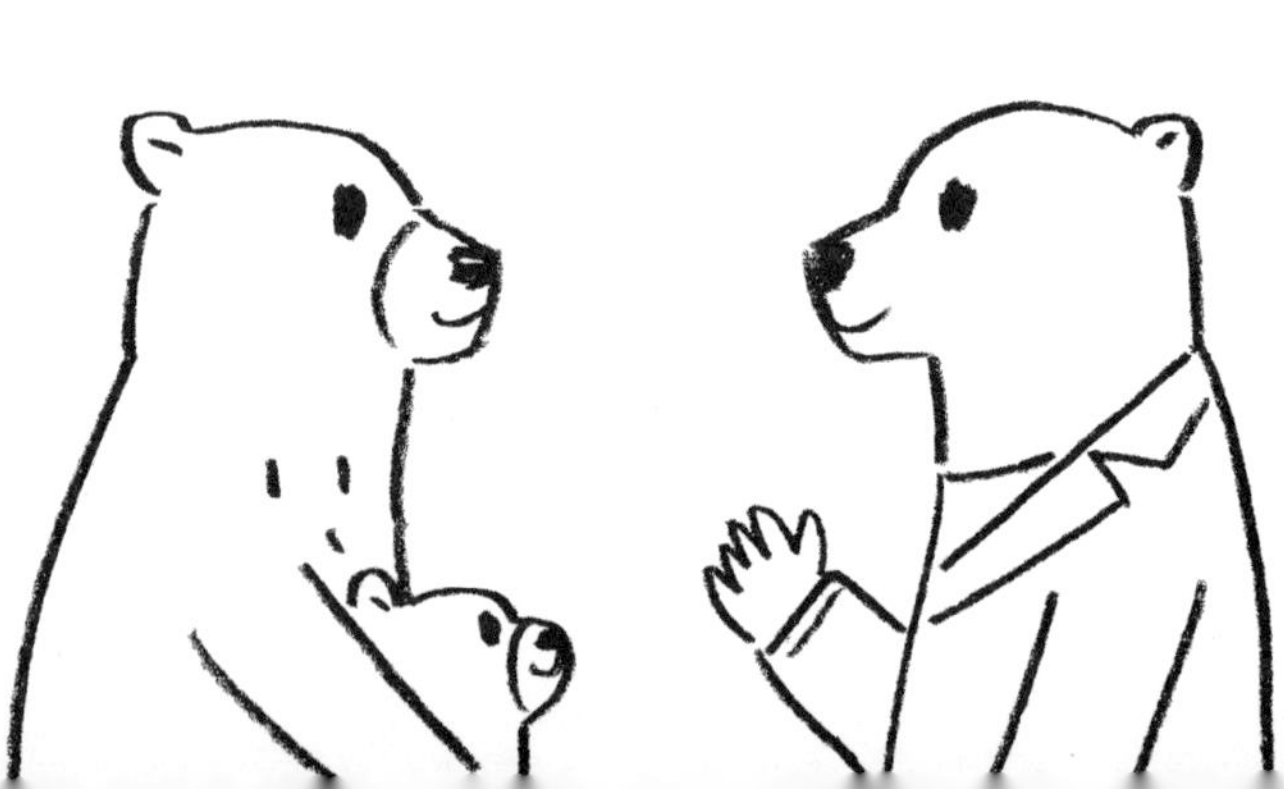

子どもたちが
生きてゆく環境を
整えるために、
さらに出来ること

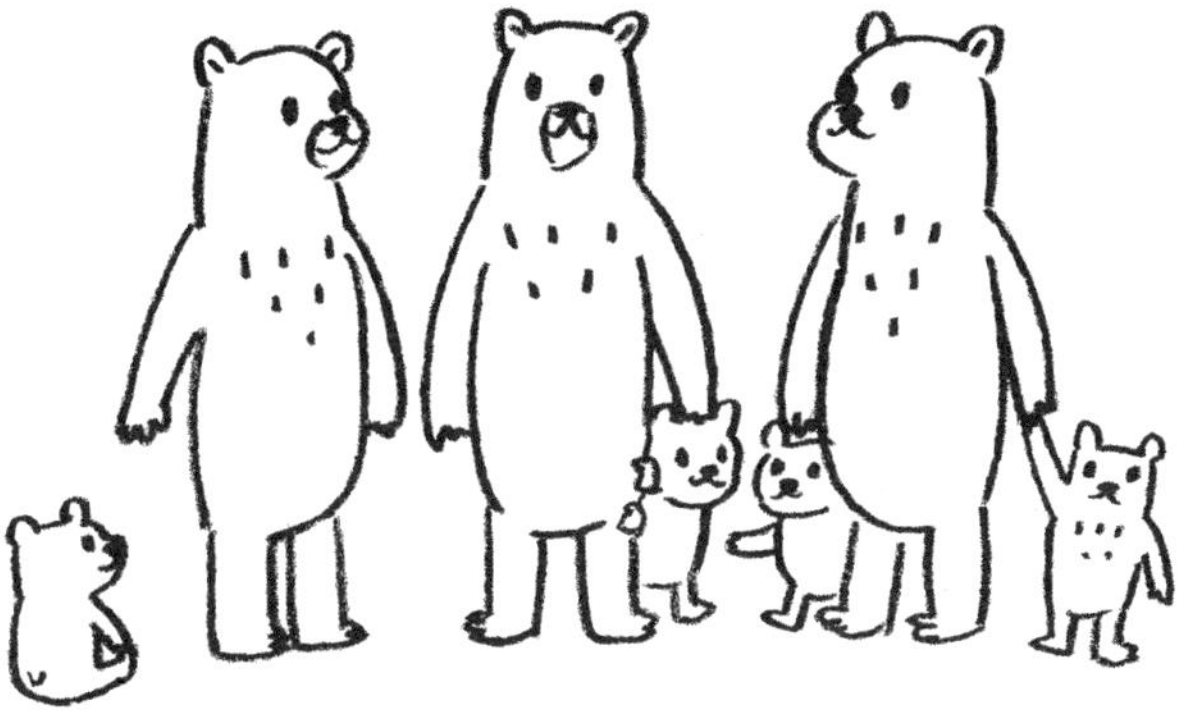

事故のあと、日本の中でいちばん早く異変に気づいたのは、関東圏や福島のお母さんたちかもしれません。

私たちの経験では、チェルノブイリでは放射線量が毎時0・08μシーベルトを超えると子どもたちにはなんらかの身体症状があらわれていました。鼻血や頭痛、めまいなどから始まり、呼吸器系、あるいは消化器系や皮膚症状など、さまざまな病気にかかりやすくなります。チェルノブイリと同じような数値になってしまった地域もある関東圏では、やっぱり子どもたちが鼻血や下痢、喉の不調を訴えていました。

東京・中野での医療相談会が6月2日ですから、事故から約3ヶ月間、母親たちは子どもたちのいつもと違う症状に悩んでいたことになります。さらに、夏休みに関東を脱出して鼻血が止まり、戻ってきたその日にすぐ鼻血が出たとお母さんたちは言います。母親の直観として放射能を感じずにはいられない。

ただ、症状が出る子どももいれば出ない子どももいます。個人差があるんです。だからはじめのうち、危機感を覚えたお母さんのなかには、周りが理解してくれず、その温度差に悩んだ方も多かったようです。でも、お母さんたちはたくましかった。思いを同じにする人たちがいまや続々とグループを作り、情報交換をし、勉強会を開き、自治体に陳情に行くなど、一人ではできない活動をどんどん行なっています。

各地で続々、子どもを守るための お母さんたちの会ができています

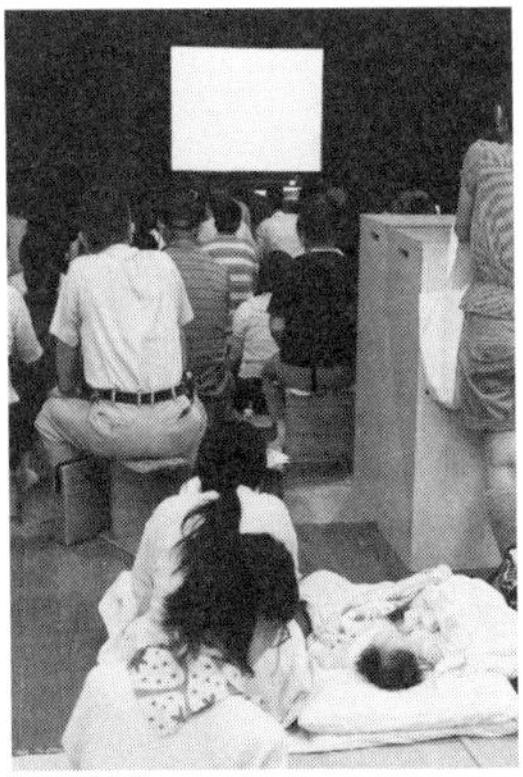

「子どもと未来を守る小金井会議」（代表・山内淳次さん）もそのひとつ。5月に数人で結成されました。メンバーの一人である郡山市出身の飯田しのぶさんから、郡山市をはじめとする福島県の現状を聞いて、大変なことが起こっていると、講演会などを企画し始めます。そして、飯田さんと私が福島で5月に偶然お会いしたご縁から、小金井市でお話会を開催していただけることになりました。

その日は、おぶいひもに赤ちゃんを抱いたお母さんたちが数え切れないほど。椅子も足りず前方の床に敷物をしいて膝を寄せ合ってのお話会でした。自分の家や保育園の土を持ってきて計測したり、保育園や公園の敷地の中を計測してほしいなど、お母さんたちの心配は大きなものでした。あれだけの大きな事故がありながら、政府からのインフォメーションは「安全だ」とテレビで流されてるだけ。3月15日からたびたび起こるようになってしまった子どもたちの鼻血や1週間以上も止まらない下痢が、こうしたお母さんたちの原点のように思います。

小金井市の人口は11万人。会の活動が順調に進んだのは、「大きすぎず小さすぎず、子育てのためのネットワークが

ちょうどよくできたせいもあるかな」と山内さんは言います。

5月に結成、6月に市へ陳述書提出、そして国へ

小金井市はチェルノブイリ原発事故の時に、市民の不安に応えて、食品の放射能検査器を市の予算で購入し、管理・計測は市民のボランティアで行うという「市民測定室」を持っています。先見の明のある人たちの置き土産が、20年後の日本の子どもたちを救うことになるとは、夢にも思っていなかったでしょう。

その市民測定室が福島原発の事故後に計測した家庭菜園のルッコラから放射能値が検出されたことにより、市民の関心が高まりました。当時はどのくらいの死の灰が関東に来ていたか誰もわかりませんでしたが、後に東大の児玉教授の換算によると、広島原発20発分とも言われています。その灰が茨城や関東、静岡のお茶にまで付着したことを考えたら、ルッコラの表面に放射性物質が付着していてもおかしくありません。

つまり、話題になっているホットスポットだけでなく、関東圏の家庭菜園やあちこちでそのような放射性物質のついた食品を何も知らずに食べていたことになります。

さっそくメンバーは署名活動をしながら、数人の市議に相談をしつつ勉強をして、6月24日に4つの陳述書を提出しました。

１つめは、子どもの内部被ばくを年間１ミリシーベルト以下にするように、現行基準厳守を求める意見書を国に提出すること。

２つめは、小金井市内での放射能測定に関する陳情書、主に公共施設や公園など子どもたちの生活環境における土壌測定、水道や地下水の検査の毎日の実施と公表、市民測定室の測定の頻度を増やすことや全品目の開示と公表の要求。

３つめは、学校給食の安全性確保に関する陳情書、食材測定頻度の増加と暫定基準値以下であってもより放射能汚染の少ない食材を使用するよう、もしくは、子どもたちのために小金井市独自の基準設置を求めるもの。

４つめは、国の食品に関する放射能暫定基準を見直すよう、意見書を国に提出すること。

これら４つの陳情を６月13日、14日の２日間、小金井市議会厚生文教委員会と建設環境委員会に提出し、市民がそれぞれ冒頭陳述を行ないました。お母さんたちが調べ上げた資料が添付されており、早い動きだったと思います。１、２、４が６月28日に、また、給食に関しての３は遅れて８月24日に、署名１１２３筆を加えて採択されました。

この陳情文の中には「暫定基準値を下回る食材であっても、より放射能汚染の少ない食材を使用するよう努めてください。もしくは、子どもたちの健康を確保できる小金井市独自の基準値を設けてください。」という一文があります。「もしくは」という一語が付きながらも、子ども基準に言及したものが採択された意義は大きいと思います。

子どもたちを守るために大人が協力し合う関係をつくる

この中で国に対する陳述書は、小金井市議会から正式に国に意見書として提出されました。小金井市の子どもだけでなく、関東をはじめ福島県の子どもたちを助けたいという声が国に届けられたのです。

そこから何が変わるだろうか、実際はここからがまた第二ステージなのかもしれません。小金井市と違って、他の市町村は、食品検査器を持っていませんので、その購入を求めるところから始まるかもしれません。しかし、小金井市のみなさんの活動を聞いてみると、各議員さんと丁寧に対話を積み重ねているところに大きな希望をみるような気がしています。子どもたちを守るために、大人が協力し合うことは当たり前で、誰とも敵対関係にはなるはずはありません。

ただ、市民に食品汚染の測定結果を公表するということに二の足を踏むとしたらそれは、農家の方への風評被害問題があげられると思います。しかし、これは小金井市の陳情にもありますように、現行の食品の暫定基準を、本来の目的である子どもたちの健康を守るということに基づいて決定していけば、数値が下がっていくはずです。できれば子どもたちの給食においてはゼロ被ばくをめざしてほしいところです。そのようになっていけば、農家に対する補償や除染対策など、国が先送りしている問題を解決することにつながっていき、被害者同士がにらみ合う関係ではなく、助け合う関係になれると思います。

子どもは10年後20年後の国の未来なのです。国にとってもプラスになることで、反対する人がいることなどあり得ないと思います。予防にまさる治療はありません。

現在、関東圏でさまざまな署名活動が行なわれたり、陳情が採択されたりしています。0・25μシーベルト以上の公園の砂場の、砂の入れ替えが始まる（葛飾区）など、一歩一歩だけど事態が動いている。事故から3年間、国民に秘密にしていて被ばくをたれながした旧ソ連の反省から、一刻も早く子どもたちの状況が改善されるように、願ってやみません。

子どもを連れて避難。思いを野菜にのせて送る。

福島県のお母さんたちは、それぞれの事情をかかえながらも、背水の陣で子どもたちのためにがんばっています。

チェルノブイリで立ち入り禁止の看板が立っているような毎時1μシーベルト以上の数値のところに、「ただちに健康に影響はない」として、福島県の人々が住んでいるのを見たときには、これまでの私たちの20年間の活動はいったいなんだったんだろうという悔しい思いに駆られました。5月7日に福島県の須賀川市の「銀河のほとり」というレストランで、お話会をさせていただきました。そこにかけつけてくださった大竹枝利さんというお母さんも、その一人です。彼女は、福島県の数値が現在のチェルノブイリより高いことを知ると二人の子どもたちをつれてすぐに北海道に避難してきました。夫は自治体の職員であるので、職務放棄はできるわけがありません。避難のいきさつは、こうです。

3月11日、あの大地震があってすぐに、友人からの連絡で、原発の冷却水が減っているらしいことを知った大竹さん。そして翌日、1号機の水素爆発。「ドッカーンと来たとき、ああもう、何も食べられないな、と思った」そうです。

もともと、大竹さんは原発には反対で、冷却水の情報をくれたのもそうした活動を通して知り合った友人。だから原発の、放射性物質の危険性はわかっていて、すぐに、逃げようと決心されました。沖縄だ、と思って心あたりのNPO法人に連絡を取ったそうなのですが、避難には罹災証明が必要だと言われて断念。次に新潟を考え、アパートやマンションを探してはみたものの、さすがに二重生活は経済的に厳しいと思い、こちらも断念。

「でも、近くのスーパーには近隣のものしか置いてない。生協もその頃は、とにかく生産者を意識して地元優先。もうどうしたらいいんだか」

あきらめかけていましたが、北海道の網走なら大丈夫、という情報を得て、6月1日に、5歳の長男、2歳の長女をつれて避難しました。網走市では、罹災証明はなくても光熱費の一部負担で市営住宅に住むことができたのです。

そして大竹さんは、「こんな思いをしているのは自分だけじゃないはず」と思ったと言います。福島でやっていた子育てサークルなどの友人たちに連絡を取ると、ぜひ北海道の野菜を送ってほしいと言われた。そこで、長男の幼稚園でのママ友に声をかけ、北海道の農家と交渉をして、福島に野菜を届ける活動を始めました。野菜がほしいという要望があったら、週に数回、

1人につき1~2箱の野菜を段ボールで送るというもの。中身はお任せ。大竹さんが注文を受け付け、それをもう一人の友人が野菜を直売所で買って送っています。

大竹さんの電話番号やメールアドレスは、福島のお母さんたちのネットワークを通して口コミで伝えられ、7月14日に最初の一便を出してから、8月25日までに、のべ40~50人ほどに野菜を送ったそうです。

野菜を注文する人も発送する人も、大竹さんという個人を通して、友人の友人、ぐらいの関係にある。そこに困っている人がいて、やれることがあるからやりましょう、という気持ちが見えてきます。メールでは注文だけでなく、いろんなやりとりがあるのだと教えてくれました。

大竹さんは、「とりあえず1年」と言って出てきており、家族とは電話で連絡を取り、また子どもたちは葉書をお父さんに出しています。「でも、1年でほんとうに帰れるのか……」と家族を案じています。

いつも夜分にすみません。
今回も無事、届きました。ありがとうございました(^_^)

私が無知なせいもあるのでしょうが、北海道は不思議な野菜がありますね。
小型のサツマイモ?ゴーヤと見間違えるほどのキュウリ。
本日、早速保存処理しました。大事に食べますね。

北海道で、大竹様は素晴らしい繋がりができたようですね。
避難された方が素晴らしい出会いに恵まれることは、大変嬉しく思います。
これからも、お体には気をつけて、お過ごしください。

……

昨日、野菜届きました。
今回もたくさんの野菜ありがとうございます。
野菜たっぷりの味噌汁を作りました。

メッセージもありがとうございます。
涙が出そうになりました。

「何が届くかな~」と子供のようにワクワクして待っていました。
わがままな希望通りにキュウリをたくさん入れていただきありがとうございました。
今夜はもろきゅうです!(こんな素朴なおかずさえ今の福島では食べられない・・・)

とうもろこしもまるで宝石のように輝いて、甘いこと、甘いこと!子供と一緒に夢中でほおばりました。

……

全て、新鮮な状態で届きました。
今夜は、いんげんときゅうりをいただきました。
実家に来ているので、両親とおいしくいただきました。

原発事故前までは、私も地産地消に賛同し、県内のおいしい野菜を積極的に買って食べていたのに、それが出来なくなってしまい残念だし、悔しいです

ズッキーニのプレゼントまでいただき、ありがとうございました
今、小学6年生の娘を京都に保養に出しているので、また娘のために注文します。

これからも、よろしくお願いします

命がけの救援活動が、今、始まっています

今でも福島県の中では、放射能は大丈夫として、不安に思う人を否定する心情があるようです。

福島県内で活動するには、周囲の目線を気にしなくてはいけない土地柄で、お母さんたちが

放射能汚染に対する勉強会や講演会を開催したりするだけでも、たいへん勇気がいることです。関東のお母さんたちのようにインターネットやツイッターではあまり連絡が取り合えない。しかし、大切なことは、子どもたちの体に起こっている小さな異変、お母さんたちの不安な心、そんなことを受け止めていく中立的な相談機関がなく、「安心」「安全」「大丈夫」の言葉だけなのです。先日、ある福島県内でのお話会では「そろそろ真実が知りたい」とお父さんがおっしゃっていました。

今年の夏休みには、たくさんの子どもたちが県外に旅行や保養に出ていてほっとしました。「子どもたちを放射能から守る福島ネットワーク」が結成され、校庭の3・8μシーベルト問題や食品汚染の計測、子どもたちの避難も含め、政府に対しての要求が始まり、活発な活動が展開されています。市民の力で食品に含まれる数値の検査も始め、市民が何をいちばん心配しているのか国に突きつけ、大きな圧力になっているように思います。文科省などと交渉しては暗礁にのりあげている姿を見ては、がんばれがんばれ！　と思います。

私はこれは、政治活動ではないと思います。まさしく命がけの救援活動で、しかも緊急を要することです。

子どもにとって放射能は高いか低いかではなく、「あるかないか」なのですから。

次に、こうしたお母さんたちの要望に応えて、あるいは、お母さんたちと一緒に社会への働きかけをしている方たちをご紹介します。

組織を超えて活動する中学の理科教師・川根眞也先生

さいたま県の公立中学校で理科の教師をしている川根眞也先生は、8月29日、「内部被ばくを考える市民研究会」を立ち上げた。川根先生は、ある会の紹介によると、「原発事故直後から、ガイガーカウンターで学校内、自宅付近を計測。状況のよくない日は、校長先生と相談し、外の部活を中止するなど、生徒を守る正義の味方！　現在、給食ボイコット中。外出時は、帽子にマスクが必須アイテムの芯の通った先生」。

いまや、子どもたちを放射能汚染から守りたいと、さまざまな場面で活躍するお母さんたちの注目の的となり、たくさんの会に呼ばれては話をしている川根先生だが、じつは3月11日の震災のその日まで、原発のこと、放射能のことに、とくに関心が高かったわけではないという。

「1995年に阪神大震災が起こったとき、すごく無力感を感じて、ああ僕は、理科の教師として子どもたちに通りいっぺんのことしか教えてきていなかった、もっと防災教育が必要だな、とつくづく思いました。だから、地震のことはすごく調べて、それ以来、地震教育には力を入れていました。で、まさにあの日は、その学期で初めての地震の授業をしたばかりだったんです」

すぐに、これは原発やばいな、と思った川根先生は、12、13日はなるべく外に出ないようにして過ごし、と同時に思い出したのが、学校の理科教室にある放射線量の測定器だった。ゆとり教育の見直しで授業数が増え、放射能教育のために学校に支給されていたものだった。川根先生はそれを使って独自に放射線量を計測。

「そうしたら、15日にいきなり、異常な数値が出たんですよ」

その頃から「狂ったように」（先生の言によれば）放射能汚染のこと、原発のことを調べ始め、その結果、日本の状況に危機感を覚えた先生は、わかったことをまとめ、3月20日には自身のメールのアドレス帳に登録されていた約300人に一斉メールを送った。けれども、反応は厳しかった。興味本位だろうとか、こっちはそれどころじゃないんだ、といったメールがいくつも返ってきた。

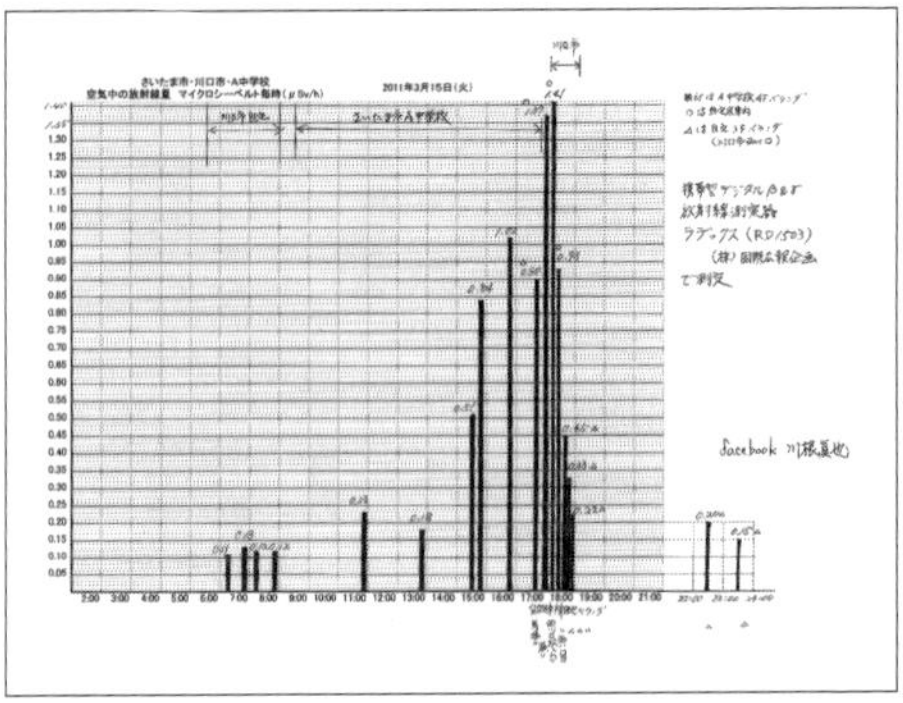

3月15日の放射線量

「立場によって震災の評価は全く違うんだなと思いました。地震や津波で、その日その日をようやく生きているときに、放射能のことなんか言ってられない。そう思う人がいるのは当然です」

けれども川根先生はめげなかった。そこから、いいですね、読みたいです、と言ってくれる人、約70人にしぼり、転送禁止にして、それからも発信し続けた。

川根先生の活動は精力的だ。

放射線量の測定はその後も続けたが、どうしても新聞発表の数値と食い違う。倍から、ときには3倍も違う。そしてある日、「週刊現代」の記事で、モニタリングポストは地上18メートルにあることを知る。そこで、埼玉県の衛生研究所4階にあるモニタリングポストを見に行き、自分の線量計をその横に置いて計ってみたという。

「あとで発表されるモニタリングポストの数値と比べたら、それでも違うんです。発表では0・053。でもこっちは0・12」

そして、政府が使っている線量計は放射線のうち、γ線（ガンマー線）しか測定せず、自分の持っているラディックス－503は、γ線プラスβ線（ベータ線）も測定することを調べ上げた。

「セシウムもヨウ素もベータ崩壊するのに、ですよ。もっと言うとチェルノブイリ25周年で来日した、パーヴェル・ヴィトヴィチェンコさんという強制避難地域で社会の教師をしていた人の話を聞いたら、いちばん危険なのはα線（アルファ線）だと言ってました」

あるいは、この夏、大問題になったプール。埼玉県教育委員会は、「安全です」という通知を出す一方で、でも万一、保護者が心配をするようならプールの掃除は職員でやれ、という但し書きがついていた。校長先生から調査を頼まれた川根先生は、念入りな測定を行なう。

「1回目は、ペットボトルにプールの水を入れて、もともと線量があまり高くない場所を選んでそこで測定。線量は0・10から0・15に上がりました。2回目は、プールの水を抜いたあとの泥を、同じように計ってみました。ほとんど同じでしたね」

これは、子どもには掃除はさせられない、ということになり、掃除は教師が行なった。そうして周囲の学校からほぼ1ヶ月ほど遅れでプールの授業が始まった。その後ももちろん、プールの水の放射線量は計り続けている。

3月19日に宮城に物資を送るボラン

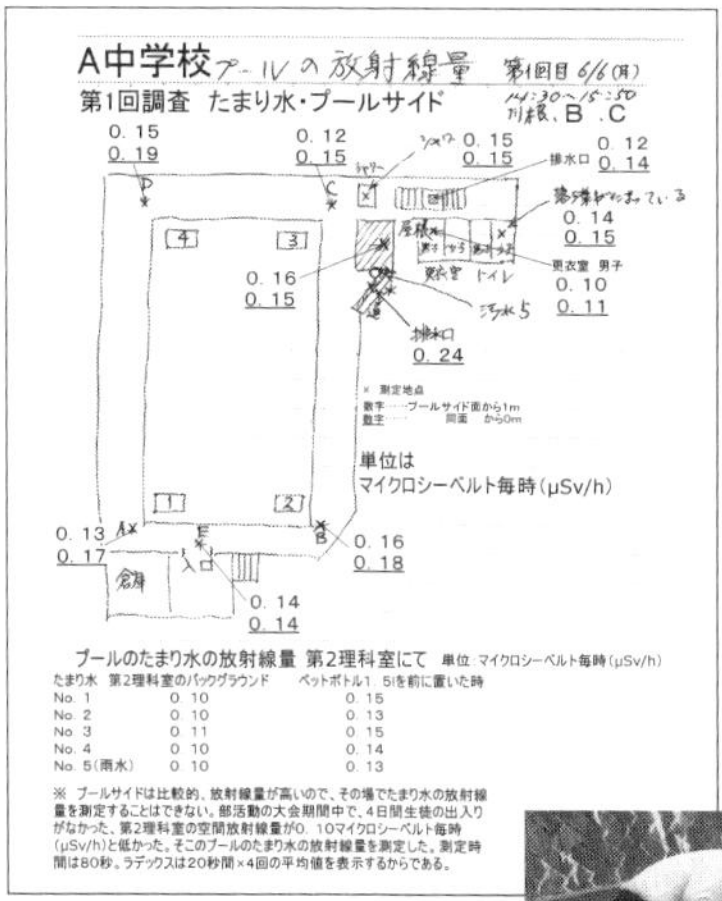

プールのたまり水の放射線量 第2理科室にて　単位：マイクロシーベルト毎時（μSv/h）

たまり水	第2理科室のバックグラウンド	ペットボトル1．5lを前に置いた時
No. 1	0. 10	0. 15
No. 2	0. 10	0. 13
No. 3	0. 11	0. 15
No. 4	0. 10	0. 14
No. 5（雨水）	0. 10	0. 13

※ プールサイドは比較的、放射線量が高いので、その場でたまり水の放射線量を測定することはできない。部活動の大会期間中で、4日間生徒の出入りがなかった、第2理科室の空間放射線量が0．10マイクロシーベルト毎時（μSv/h）と低かった。そこのプールのたまり水の放射線量を測定した。測定時間は80秒。ラデックスは20秒間×4回の平均値を表示するからである。

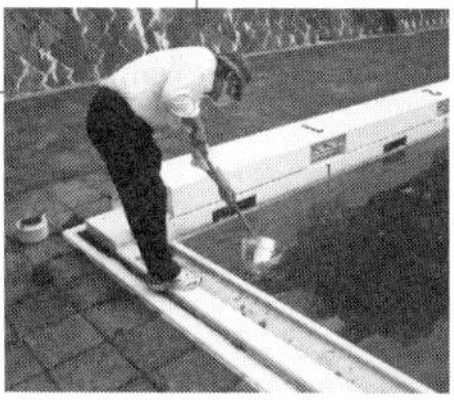

ティアに参加したときに知り合ったお母さん方から、放射能について話してくれと頼まれて、6月に幼稚園と子育て支援施設で講演。7月12日に子どもたちを放射能から守る全国ネットワークのキックオフミーティングに参加し、以来、講演会の依頼は増えるばかりだ。給食が不安だから子どもに弁当を持たせたいというお母さんの、保育園や学校の交渉に付き添ったり、行政や政府への陳情を行なったりとその活動は多岐にわたる。

「放射能測定メール」と題されたメール配信の数は、8月末現在では400になり、転送禁止ルールも緩めた。ある日のメールによると、8月の先生の活動はこんな感じだ（かっこ内は日にち）。

　この間、広島（4〜6）、放射能防御プロジェクトの関東地方汚染土壌132か所記者会見（8）、日教組全国教研理科教育部会　ミニ教研in福岡（9〜11）、東電前行動　福島自主避難にも補償を！（12）、平和教育国際集会in東松山（13〜15）、CS朝日ニュースター「ニュースの深層」出演（16）、セイ・ピースプロジェクト夏休み親子学習会「福島第一原発と放射能〜内部被ばくを避けるために〜」in下北沢（21）、5年後10年後こどもたちが健やかに育つ会　さいたま　主催　講演会「福島第一原発と放射能〜内部被ばくを避けるために〜」inさいたま与野本町（22）、放射能防御プロジェクト&放射能から子ども達を守ろう　みさと　埼玉県知事および三郷市各課要望書提出行動（25）、「安全なお米を給食に」衆議院内集会（26）に参加し、講演会活動と発言を続けてきました。

　そして「内部被ばくを考える市民研究会」を発足させ、さらに大きく発信しはじめた。

　チェルノブイリでも教師たちが、子どもの異変に気づいて救援活動の柱になっていきました。子どもたちの被ばくの大半は給食や体育、課外授業など教育現場で起こるので、先生たちの組織の論理を超えた活動こそ子どもたちを守る要だと思います。

父親目線の園長先生のもとで慈しまれる子どもたち

「放射能汚染対策をしてください」、と園に掛け合いに行き、モンスターペアレント扱いされる、とたくさんのお母さんたちの涙。それは流さなくても良い涙ですよ！　ひかり保育園は震災直後から放射能対策を行なってきて、そしてその取り組みを、インターネットでオープンにしています。
　たとえば、「東日本震災後の当園の取り組みについて」（5月18日付、一部省略）。

3月中旬〜下旬
○原発事故に伴い保育時間中の園庭遊びを中止
○簡易放射線測定器にて園庭・園舎内の放射線量を計測開始
○園内菜園でのジャガイモ作付の中止
↓本年は、土壌浄化効果が高いとされるヒマワリを園内の畑に植えます。

4月上旬〜下旬
○乳児用飲料水に逆浸透膜浄水器を導入
↓各スーパー等に設置してある浄水器と同じシステムです。
↓5月中に全園児用に大型の逆浸透膜浄水器を設置します。
○砂場の表土をトンボなどを使い人海戦術で除去・園庭遊具を高圧洗浄機で洗浄
○園舎内水拭き洗浄の強化・徹底
○保育時間中の園庭遊びを再開
↓降雨後・強風時は園庭使用を制限。
5月上旬〜中旬
○給食食材の選定
↓当園の放射性物質に影響される食材の選定基準は、従来の農薬に影響される食材と同じ考え方を基にしています。乳幼児の体に対してより負担の少ない食材を選定しています。
○スプリンクラー等による園庭の地理・砂埃の飛散の防止

　3月中にもう独自に放射線計測器を購入、園内の数値を計っている。そしてその数値を発表している。その結果、当面の園庭遊びを禁止し、その後、砂場の表土の除去や遊具の高圧洗浄により、園庭遊びを再開しました。（その後、群馬県が各保育園での放射線量の測定を決定、ひかり保育園でもようやく6月21日に実施されるが、もううちではずっと独自に計っているからだいたい予測できるよ、と園長先生はツイッターでつぶやいていらっしゃる！）

　ちなみに竹市義徳園長先生は30代。自身、2歳と5歳の子どもの父親。自分の子どもも小さいので、父親の気持ちがそのまま園児への気持ちにつながっている。園児たちが愛されていると感じるゆえんです。我が子のために放射能対策を申し出るお母さんと先生は同じ気持ちだと思います。すべての汚染地域の子どもたちが、このような大きな大人の愛情にもとづいた環境を、早急に提供されてほしいのです。

　園長先生は震災後、高木仁三郎、肥田舜太郎、武田邦彦から翻訳本まで、放射能汚染について内部被ばくについて猛烈に勉強し、園児を守るためにはなんでもやろう、という強い決意のもとに行動に出たのだといいます。もちろん、お母さん方といっしょに。

「私自身、放射性物質の専門家でもありませんし、ただの保育園の一園長でしかありません。でも、『うちの園に通う多くの子どもたちの今と未来のために安全を確保する』それが私の仕事なんです」

　砂を取り替え、傘立てや木のベンチを捨て、換気のフィルターを交換し、下駄箱を高圧洗浄する。高線量が出て心配だった「保育園脇の芝生および草地」は、縁があった東京大学の先生に頼んで検証してもらい、砂と同じくらいでそれほど高くないという結果が出たが、放射線物質が溜まりやすいというのではぎ取ってしまった。また、放射能プルーム（放射性物質を大量に含んだ雲）について群馬大学の先生に問い合わせ、この地域は3月11日午前11時頃、と教えられると、その日は雨も降っていなかったし園児の外遊びもやめていた、とほっと胸をなで下ろす。

　浄水器もいち早く導入。給食についても、野菜、肉、米、ミルクなど食材によって産地を検討し買い入れている。これまですべて地元の業者から仕入れていたが、とにかく子どもの安全を最優先し、園と保護者の不安が解消されるまでは食材ごとに細かい対応をしたい、と話して、理解してもらったそうです。

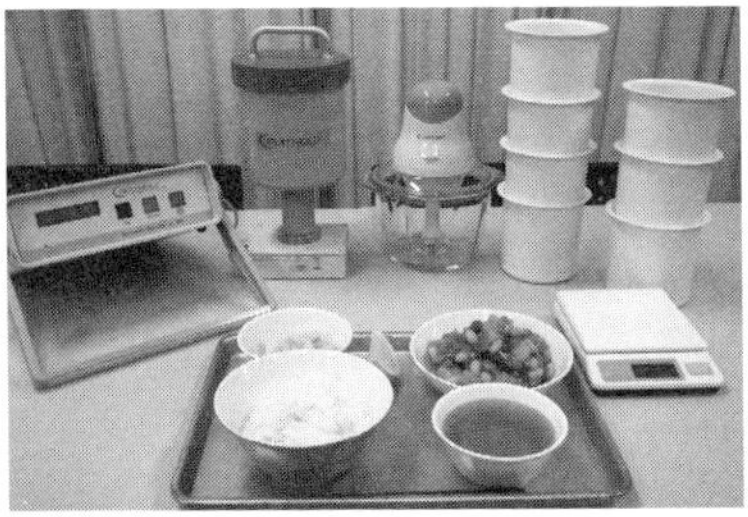
現在では食品検査器を導入し、給食の毎食検査を行っている

　関東地方で放射線量が上昇傾向にあるとか、風が南から群馬に向けて吹いている、という情報があれば、そういう日は外遊びはやめ。遠足も、行こうと思っていた場所が意外に線量が高いことがわかり、変更。今まで通りというわけにはいかない。

「外遊びはもちろん大切だが、危険を冒してまでやる必要はない。ほかの遊びや楽しみをみつけていけばいいのだから」という園長先生の発想は多くの園の方に気づいてほしい。聞きたかったのはこの言葉なのです。自分の頭で考えて自分で子どもたちにいいと思うことを大人たちがする。大人が力を合わせて自分たちでやったので、そんなに費用はかからなかったそうです。

「保育所保育指針というものがあって、そこでは、子供の成長に最もふさわしい生活の場でなければならない、と書かれています。放射線は子どもの成長に必要ありませんから」という明快な先生の言葉に、多くのお母さんたちの活動の希望を見たような気がします。

以上、ご紹介してきたように、全国各地で、子どもたちを守るためのさまざまな活動が繰り広げられています。勉強会、講演会、集会、いろいろ開かれています。ネットでの情報交換も盛んです。

「チェルノブイリへのかけはし」のホームページでも、そうしたみなさんの活動の一部をご紹介しています。「子どもと未来を守る小金井会議」、「内部被ばくを考える市民研究会」、ひかり保育園にもリンクが張られています。また、ここではご紹介できませんでしたが、やはりリンクを張っている「杉並あんしんプロジェクト」では、実際にお父さんたちが除染をしていて、すごく効果を上げています。一人ではむずかしくても、みんなでやればできることが、いろいろあります。ぜひ参考にしてください。

「チェルノブイリへのかけはし」

http://kakehashi.or.jp/

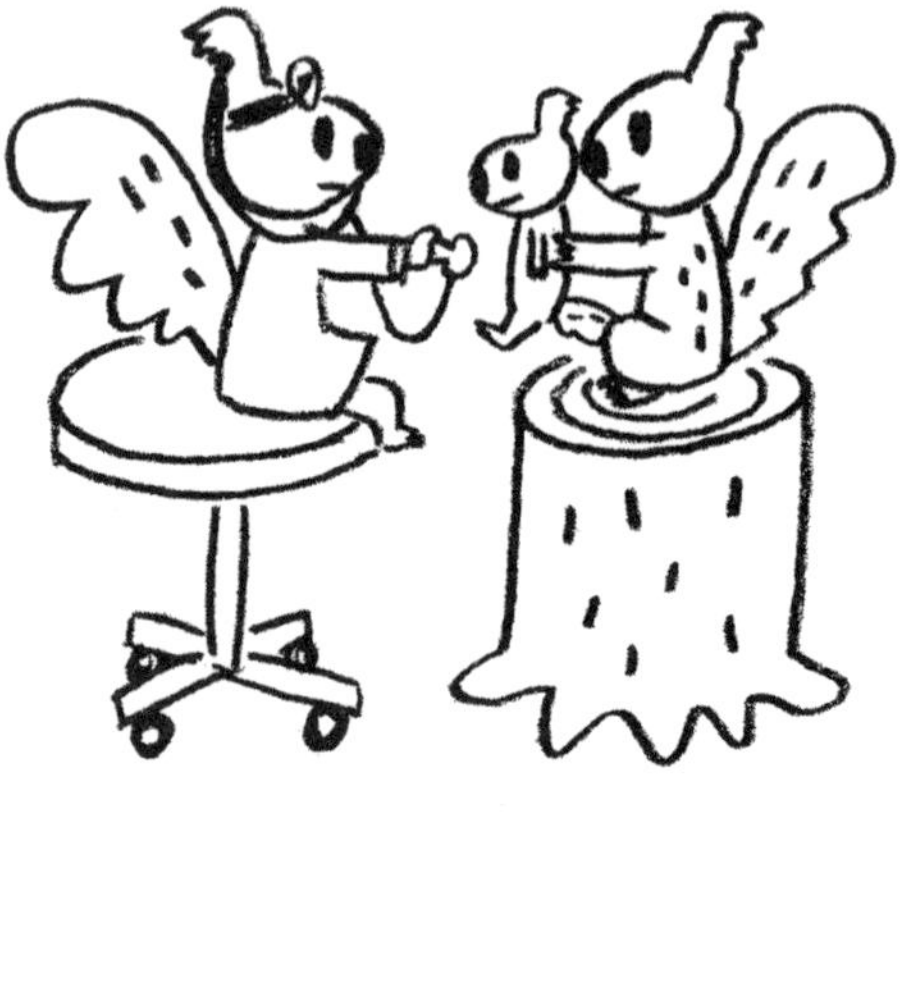

おわりに

すべての人間の命は、十《と》月《つき》十日《とおか》、母親の胎内で、その息づかいや感情を感じ取りながら生まれてくる瞬間を待っています。福島原発の事故が起こってから、どれほどの赤ちゃんが母親の不安な息づかいを感じ取ってきたことでしょう。

「放射能は１００ミリシーベルトまで安全である」と、まるで原子力産業の使用人にでもなりさがったかのような医師たちが、福島県内や関東圏で、講演会を開いています。医師の職業的年間総被ばく量は50ミリシーベルトではなかったか。

チェルノブイリの子どもたちと20年間おつきあいさせていただいた経験からすると、事故が起こってから、「日本はここまでふぬけだったのか」とただただ呆然とするしかない場面につきあたります。今年、私たちは受け入れの立場から一転して、イタリアにこどもたちを保養に送り出しました。イタリアの人たちが「あの技術大国の賢い日本人たちが、こんないい加減な事故対応をしているなんて」と驚いています。

事故のあと、食品すべての放射線量の安全基準をゆるめて、農家や漁業関係者が汚染されたものを出荷せざるをえない状況をつくったり、子どもたちの年間放射線許容量に20ミリシーベルト基準を適用させてみたり、汚染された堆肥を畑に入れて良いとしたり。国の事故対応はすでに「人災」のレベルに入っていて、二次災害、三次災害を引き起こしています。

私は、「卑怯」だと叫びたい。絶対に環境に放出させないという約束だったのだから、約束が守れなかったなら、徹底的に事故処理対策に取り組むべきなのに、「大丈夫だから何もしなくていい」と開き直っている。原発を推進してきた団体、国会議員、政党、すべて法律とは関係なく、資産を出しつくしても、子どもたちを発病の予防のために避難させる道義的責任があるのではないか。それほどの覚悟もなしに推進していたのか？

　みんな頭がどうかしちゃったの？

　事故前の基準で子どもたちを助けていく。年間総被ばく量、1ミリシーベルト上限。それだって大人の基準で、子どもには厳しい。

　経済を優先し、経済ですべてを判断する癖がついてしまっています。経済に道徳や倫理がなければ、そのお金は人を生かすものではなく、科学や医学さえねじまげるほどの恐ろしい毒になる。それが、私がチェルノブイリで見てきたいちばんの苦しみです。

　日本人は自然の摂理を超えて、好きな物を好きなだけ食べて、起きたいだけ夜中まで起きて、好き勝手に自然をコントロールできると勘違いしてきた。お金で熱帯雨林を切り倒して環境破壊して資源を買いあさってきた。でも、自然環境を奪われたら人間が生きていけないことに思いをはせてこなかった……。古代から五穀豊穣を自然の神々の「恵み」に感謝するとしてお祭りを行なってきたけれど、いつのまにか食べ物は「買う」ものになってしまっていた。お話会で、「いただきます」というのは「食べ物のいのちを私の身体にいただいて、そのいのちをまたつながさせていただく」という感謝の意味があるのだとお話しさせていただいたときのことです。あるお母さんから「いただきますの意味を言っていただいてありがとう！　このごろその言葉を否定して、ホイッスルで給食を食べ始める学校があるんです」。

すでに亡国への道が始まっていたんですね。私たち人間の身体は、心の容れものであって、単なる物質ではないのです。感謝の気持ちがないから、空気も、水も、安全な食べ物がすべて奪われていく。日本人が何百年も大切にしてうけついできた精神文化や宗教性をすべて否定して、数字を中心とした科学や経済だけがすべてと勘違いしてしまった。大きな落とし穴に落ちてしまったようです。科学などは経済界の働きかけでいかようにでも、都合のいいデータがつくられる。チェルノブイリで小児甲状腺癌が多発しているのに、国連傘下のＩＡＥＡ（国際原子力機関）は、10年間もそれを認めてきませんでした。

経済性のためにみんなが口をつぐんでいます。自分の頭で考えて、おかしいと思ったらおかしい、危険だと思ったら役職を捨ててでも子どもたちを守る！　という回路が私たちの中から消えていないか。

福島原発にほど近い保育園をたずねました。１００人を超える児童たちのつぶらな瞳を守ろうと、園長先生が孤軍奮闘していました。子どもたちを園庭で遊ばせない、園内の放射線量をはかる。内部被ばくはさせたくないと、食材に気を遣い、粉ミルクを溶くお水はミネラルウォーターで。室内でなんとか楽しい遊びができないかと、流しソーメンなど工夫をしていました。みずからも津波で家を流されて一切を失った園長先生の、とにかく子どもたちを守らなければ、病気にするわけにはいかないという、深い深いその思いに、チェルノブイリで孤軍奮闘していたお医者さんや学校の先生たちの姿を思わず重ね合わせていました。偉いお医者さんがやってきては、「それは放射能のせいではない」と言い放って去っていく。でも子どもたちは体調が悪くなっていくから絶対にこの子どもたちを守り抜くんだ、と自らの意志で行動されていました。その心のエネルギーを「愛」と呼ぶのだとずっとあとになって気がつきました。お金など失っても、家族のきずながあれば、ゼロからでも助け合ってやり直せるのが人間です。子どもたちの幸せは、まごうことなき大人の大きな愛に包まれ、大自然の中でのびのび遊ぶ、そんなシンプルなことなのです。子どもにお金をあげても、「ああ幸せ」などとは言いはしません。大人の価値観が腐っている。

　これから小さい子どもたちは、むずかって眠らなくなるでしょう。「水道水は安心」などという無責任な大人たちの嘘を子どもたちが、自分の身体を使って数年かけて抗議していく。そこに気づく感性がなければ、子どもたちを守れずに私たちの国は滅びていきます。チェルノブイリ事故のあと、ベラルーシの教師や母親たちが、「ベラルーシ民族が滅びてしまう」とたびたび口にしていた心配が、私たちの国にも起こりはじめているのです。

　この本では自分の心に嘘をつかず、子どもたちのために行動をはじめられた方々をご紹介させていただきました。心が子どもたちを救っていきます。この愛のエネルギーだけは放射能にも奪えません。どうか、みなさまの力で子どもたちをお守りくださいますように。

9月3日

野呂美加

野呂美加（のろ・みか）
のろ・みか　NPO法人「チェルノブイリへのかけはし」代表。1992年に、チェルノブイリ原発事故（1986年）で被災した子どもたちを、日本で転地療養させる活動を始める。これまでに招待した子どもは19年間で648人。2005年国際交流基金より「地球市民賞」受賞。2009年末に夫の仕事のため北見市に移住。東日本大震災後、フクシマ原発事故による放射能汚染と、その子どもへの影響について、チェルノブイリでの体験をもとにお母さんたちの相談にのっている。また日本各地でお話会を開催中。

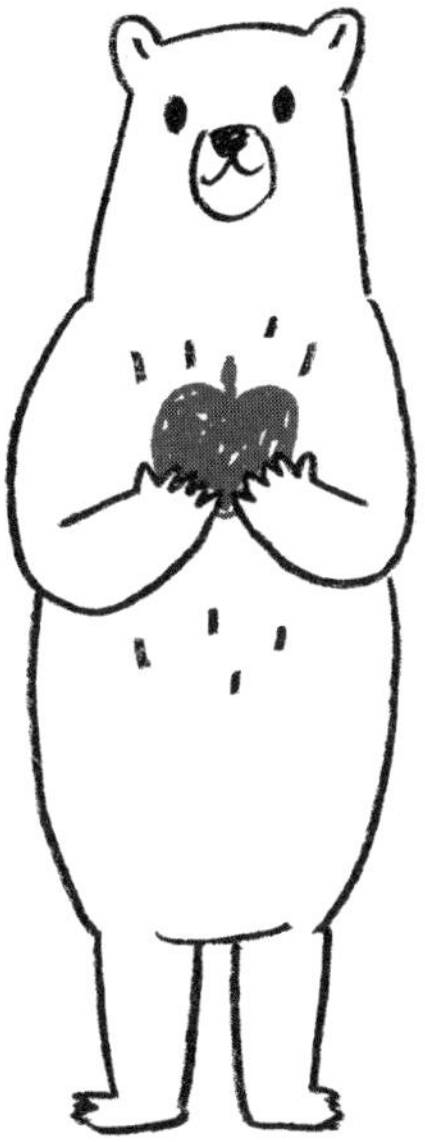

子どもたちを
内部被ばくから
守るために
親が出来る
30のこと
―― チェルノブイリの体験から

2011年10月10日　初版第1刷発行

著者　野呂美加
発行者　熊沢敏之
発行所　株式会社筑摩書房
東京都台東区蔵前2-5-3
〒111-8755
振替00160-8-4123
イラスト　佐藤かおり
デザイン　野澤享子
印刷・製本　三松堂印刷株式会社

ISBN978-4-480-87844-1 C0077

乱丁・落丁本の場合は、下記宛にご送付ください。
送料小社負担でお取り替えいたします。
ご注文・お問い合わせも下記へお願いします。
筑摩書房サービスセンター
埼玉県さいたま市櫛引町2-604　〒331-8507
電話番号　048-651-0053

＊本書の印税は「チェルノブイリへのかけはし」に支払われ、その活動に使われます。